A.E. Wilder-Smith
AIDS – verschwiegene Fakten

A.E. Wilder-Smith

AIDS –

verschwiegene Fakten

Schwengeler-Verlag
CH-9442 Berneck

CIP-Titelaufnahme der Deutschen Bibliothek

Wilder-Smith, Arthur E.:
AIDS – verschwiegene Fakten /A.E. Wilder-Smith. – 1. Aufl. –
Berneck: Schwengeler, 1988.

(Zeitzünder; Nr. 79901)
ISBN 3-85666-730-X

NE:GT

ISBN-Nr. 3-85666-730-X

Reihe «Zeitzünder» Nr. 79901

1. Auflage August 1988
Umschlaggestaltung und Gesamtherstellung:
Cicero-Studio am Rosenberg, Berneck/Schweiz
Printed in Germany

Inhalt

Zur Handhabung des Buches

Das Kapitel III (Inzidenz und Wesen der HIV-Infektion) erfordert medizinische Vorkenntnisse. Der nicht medizinisch vorgebildete Leser kann dieses Kapitel überblättern (sowie auch das Kapitel V – AIDS-Therapie; Neuere Therapeutische AIDS-Forschung), ohne daß er damit den Gesamtfaden und die wichtige Gesamtaussage des vorliegenden Werkes verliert.

In diesem Zusammenhang sei auch auf das kurze und prägnante Fremdwörterverzeichnis auf S. 191 hingewiesen.

Vorwort

Situation: ungewiß

Wieviele Menschen heute bereits durch die tödliche Krankheit AIDS befallen sind, ist ungewiß. Die üblichen veröffentlichten Zahlen sind diesbezüglich eher spekulativ, denn es werden lediglich die gängigen «gemeldeten AIDS-Fälle» erfaßt - und nicht einmal das, denn viele Menschen sterben an anderen Krankheiten (z.B. Hirntod oder Tuberkulose) oder mit anders gedeuteten Symptomen, die in Wirklichkeit eine Folge von AIDS sind. Doch alle diese Sterbefällen erschienen bisher nicht in den AIDS-Statistiken.

Wie hoch die Zahl der AIDS-Infizierten wirklich ist, läßt sich auch deshalb nicht gut schätzen, weil

a) manche AIDS-Kranke ihre Krankheit verbergen – oft aus Angst vor Diskriminierung – und zwar so lange verbergen, bis das Endstadium der Krankheit eine Verheimlichung nicht mehr ermöglicht.

b) es vor allem zahlreiche AIDS-infizierte Menschen gibt, die selbst gar nicht wissen, daß sie AIDS-krank sind. Die Krankheit kann erst nach vielen Jahren ausbrechen (und vom Betroffenen vorher gar nicht erkannt werden);vermutlich ist es sogar möglich, daß beim AIDS-Infizierten die Krankheit überhaupt nicht ausbricht (oder er vorher an einer anderen Krankheit oder einem Unfall stirbt). Während dieser ganzen Zeit kann der AIDS-infizierte Mensch unbewußt und ungewollt Mitmenschen mit der tödlichen Krankheit anstecken!

c) auch der übliche AIDS-Test unsicher ist und keine genaue Auskunft darüber gibt, ob ein Mensch AIDS-infiziert ist oder nicht. Das liegt zum einen daran, daß es Monate bis Jahre dauern kann, bevor der mit AIDS befallene Körper Antikörper bildet, die beim herkömmlichen AIDS-Test feststellbar sind. (Es werden beim herkömmlichen AIDS-Test also die gebildeten Antikörper testmäßig erfaßt, nicht das AIDS-Virus im Blut selbst).

Zum andern gibt es Fälle, in denen der AIDS-infizierte Körper überhaupt keine Antikörper bildet. Der AIDS-Test meldet folglich «negativ» – und der getestete Mensch ist in Wirklichkeit doch AIDS-«positiv».

Außerdem wurde der AIDS-Test bisher hauptsächlich im Umfeld der sogenannten Risikogruppen (Homosexuelle, Fixer, Leute mit häufig wechselndem Geschlechtsverkehr oder Bluter) eingesetzt. Über die «Durchschnittsbevölkerung» liegen daher wenige genaue Untersuchungen vor. Jedenfalls wurde in Berlin eine Reihenuntersuchung von 2200 schwangeren Frauen durchgeführt, die zu keiner Risikogruppe gehörten. Das Ergebnis war alarmierend: Etwa jede 250. Frau, die ein Kind erwartete und zur «Durchschnittsbevölkerung» gehörte, erwies sich als AIDS-infiziert! Und keine der betroffenen neun Mütter hat im entferntesten geahnt, daß sie von so etwas wie AIDS selbst befallen sein könnten.[1]

Ansteckungsmöglichkeiten: widersprüchlich

In einem ist man sich zwar einig: AIDS wird vor allem durch Blut (gemeinsam benutzte Nadeln bei Fixern, Bluttransfusionen, Organspenden u.ä.) und durch Geschlechtsverkehr (Samen- und Scheidenflüssigkeit) übertragen.

Doch das AIDS-Virus wurde auch nachgewiesen im Schweiß, Urin, Kot, Speichel und in der Tränenflüssigkeit von AIDS-Infizierten. Nun wird zwar behauptet, daß «soziale Kontakte» (Trinken aus demselben Glas u.ä.) mit AIDS-Kranken, sowie auch Zungenküsse oder Geschlechtsverkehr mit Kondomen ungefährlich seien, doch gehen diese Behauptungen von der ungesicherten Annahme aus, daß

a) das AIDS-Virus außerhalb des Körpers schnell abgetötet wird, da es äußerst empfindlich sei, und

b) es eine große Menge AIDS-Viren benötigt, um eine Ansteckung hervorzurufen.

Gegen diese Annahmen sprechen sich manche Wissenschaftler aus, denn bei wissenschaftlichen Versuchen zeigten sich AIDS-Viren als sehr widerstandsfähig und langlebig (nach 7 Tagen in einer offenen Petrischale noch aktiv!), und der AIDS-

Forscher Dr. John Seale behauptet, daß nur ein einziges Virion genügt, um AIDS auslösen zu können.

Sollten sich diese Meinungen bewahrheiten, dann könnten Zungenküsse genau so tödlich sein wie andere Körperkontakte, bei denen beispielsweise infizierter Schweiß auf Hautverletzungen trifft (verschiedene Sportarten, Geschlechtsverkehr – auch mit Kondom! – bei dem die Partner schwitzen usw.)

Niemand vermag bisher zu sagen, welche Ansteckungsmöglichkeiten wirklich gegeben sind. Die Aussage «es wurde bisher noch nie ein solcher Fall beobachtet oder nachgewiesen» entpuppt sich bei näherem Hinsehen als wertloses oder gar betrügerisches Beruhigungsmittel, denn abgesehen davon, daß unzählige Menschen infiziert sind, ohne es zu wissen, kann wohl auch kein AIDS-Infizierter mit letzter Sicherheit nachweisen, wodurch er sich angesteckt hat. Auch hier kann man lediglich Vermutungen anstellen. Der Partner eines AIDS-Kranken, der sich nun auch infiziert hat und annimmt, es geschah durch Geschlechtsverkehr, könnte sich genausogut durch einen Zungenkuß primär angesteckt haben. Er konnte ja die Übertragung des AIDS-Virus nicht persönlich beobachten. Und wo wurden Paare, bei denen sich ein Partner angesteckt hat, über einen längeren Zeitraum hinweg beobachtet und untersucht, bei denen sich die Partner bisher stets nur durch Zungenküsse begegnet sind und keinen Geschlechtsverkehr hatten?!

Oder wie will jemand nachweisen, daß eine Ansteckung durch ein gemeinsames Trinkglas stattgefunden hat? Und das vielleicht erst nach Jahren, bis derjenige überhaupt von seiner Krankheit wußte?

Auf jeder Statistik von AIDS-Übertragungswegen erscheint ein nicht geringer Prozentsatz in der Rubrik «Übertragung ungewiß». Auch bei Kindern, die weder Geschlechtsverkehr haben konnten, noch Rauschgift spritzten, noch Bluter waren oder eine AIDS-kranke Mutter hatten. Können diese Fakten nicht auf bisher unbeachtete Übertragungsmöglichkeiten hinweisen?

Seuchenbekämpfung: unsicher

Weil «anständige Menschen nichts damit zu tun haben» dürfen, wurde gerade in den USA zu Beginn der Epidemie nicht nur seriöse AIDS-Forschung verhindert, sondern das Thema auch totgeschwiegen. Dazu kamen Streitigkeiten um Ruhm und Ehre unter französischen und amerikanischen Wissenschaftlern.

Da eine überhebliche, «anständige» Gesellschaft schnell bereit ist, ein brutales Kesseltreiben gegen «Unwürdige» zu veranstalten, ist das Schweigen mancher AIDS-Infizierten über ihre Krankheit mehr als verständlich.

Wenn in der Wohnung einer Familie, die einen AIDS-kranken kleinen Buben (von Geburt an Bluter) umsorgt, die Fensterscheiben eingeworfen werden und am nächsten Morgen an der Tür steht: «Haut ab ihr AIDS-Schweine»; wenn die 75jährige Oma ihren kleinen Enkel plötzlich nicht mehr besucht, weil sie hörte, man hätte nach einem Krankenhausaufenthalt plötzlich AIDS festgestellt; wenn die kleine Therese mit Steinen und Stöcken vom heimatlichen Spielplatz getrieben wird, weil bekannt wurde, daß ihre Mutter AIDS-infiziert ist (Ursache unbekannt) – dann wird verständlich, daß mancher Verantwortliche in der AIDS-Bekämpfung nicht weiß, was er tun soll. Vielleicht greift er zu «Notlügen» bezüglich der wirklichen AIDS-Ansteckungs-Gefahr, um Panik und Diskriminierung verhindern zu wollen.

Eine von Gott unabhängig lebende Menschheit, die an mangelnder existentieller Geborgenheit leidet, wird mit dem bösartigen Ungeheuer «Angst» nicht umgehen können. Die Vermutung ist berechtigt, daß manche Zeitgenossen – aus Angst, ihre eigene Gesundheit und ihren Wohlstand durch den Kontakt mit AIDS-Infizierten zu gefährden – schnell dazu bereit sind, diese Kranken, von denen eine so tödliche Gefahr ausgeht, als «lebensunwert» zu kennzeichnen und zu eliminieren versuchen.

Andererseits dient diese Beruhigungstaktik oft als Deckmantel für die Verteidigung sexueller Freizügigkeit als Errungenschaft der Sex-Revolution.

Das «TIME»-Magazin hat sehr treffend erwähnt, daß wir in den letzten Jahrzehnten zwar fähig geworden sind, das Atom zu spalten, gleichzeitig aber auch die meisten Ehen gespalten sind. Damit begegnen uns die beiden Gesichter unserer modernen Gesellschaft: Auf der einen Seite ein technologisch-wissenschaftlicher Fortschritt in explosionsartiger Geschwindigkeit und auf der anderen Seite ein moralischer Zusammenbruch und die Unfähigkeit, mit ethischen Werten und mit Freiheit umzugehen. Begrenzungen an sich werden bereits als unheilvoll angesehen. Dieses falsche Denken von Freiheit meint, ein freier Mensch könne grenzenlos all das tun, was einem gerade paßt. Freiheit wird als bindungsloses, vollständig unabhängiges, lustbetontes Leben verstanden. Daher versucht man alles abzuschütteln, was die persönliche Autonomie einschränken könnte. Doch diese absolute Freiheit gibt es nicht. Wer sich gegen das Leben entscheidet, entscheidet sich zwangsläufig für den Tod. Wer sich gegen wichtige ethische Maßstäbe und gottgegebene Ordnungen entscheidet, wählt zwangsläufig das Chaos und den Zerfall. Die wahre Alternative würde heißen: freiheitliche Ordnungen. Ordnung ohne Freiheit ist Diktatur, Vergewaltigung und Fremdbestimmung. Freiheit ohne Ordnung dagegen ist Chaos und führt zum Zerfall. Die Geschichte zeigt uns, daß gerade dieses Chaos von machtbesessenen Menschen zur Befriedigung ihrer Wünsche und Triebe ausgenutzt wurde.

Als bereits vor sechs oder sieben Jahren medizinisch völlig klar war, daß die Homosexuellen-Saunen in San Franzisko folgenschwere Brutstätten der AIDS-Übertragung waren, wagte doch fast niemand, öffentlich dagegen einzuschreiten. Der selbst homosexuelle Arzt Dan William hatte es gewagt, in einem Zeitungsartikel vorzuschlagen, diese Homosexuellen-Saunen müßten in ihren Räumen Plakate anbringen, auf denen vor der AIDS-Ansteckung durch bestimmte perverse Praktiken gewarnt werde. Allein dieser «harmlose» Vorschlag (im Gegensatz zur Schließung der Saunen) löste einen Sturm der Entrüstung aus, denn die sogenannte sexuelle Befreiung durfte keinen Millimeter an erobertem Boden einbüßen: «Das führende Schwulenmagazin *Body Politic* brandmarkte William als ‹Monogamisten›, der ‹Panik und eine Epidemie der Angst› verbreite...»[2] «Anstatt sich zu überlegen, was sie zu ihrem eigenen Schutz tun sollten, verteidigten viele Homosexuelle ihr Recht auf diese liebgewordenen Gewohnheiten, als hinge davon ihr Überleben ab.»[3]

Durch Promiskuität (Geschlechtsverkehr mit häufig wechselnden Partnern) – eine Errungenschaft der Sex-Ideologie – erfuhr die AIDS-Seuche schließlich ihre so weite Verbreitung – verstärkt durch perverse Sexualpraktiken wie sie vor allem im homosexuellen Umgang gepflegt werden.

Diese Tatsache versucht man auch heute noch zu vertuschen, denn wenn die Promiskuität und Homosexualität als die tödlichen Boten dargestellt werden würden, die uns AIDS bescherten, dann müßte man unweigerlich auch die sexuelle Revolution als tödlich bezeichnen – und dies ist für viele Zeitgenossen undenkbar. Lieber dann doch Fakten verschweigen und hoffen, daß durch «safer sex» (sicherer Sex; gemeint ist Geschlechtsverkehr mit Kondom) ein durchschlagender Erfolg erzielt werden kann. Nur nicht zugeben, daß das Grundübel darin lag, daß eine Gesellschaft sich weigerte, göttliche Ordnungen über eheliche Treue zu akzeptieren. Dadurch wurden manche AIDS-Kampagnen (von Land zu Land natürlich verschieden) zu einem unehrlichen Versuch, die Ideologie der sexuellen Freizügigkeit zusammen mit der AIDS-Bekämpfung dem Volk nahezubringen. Doch diese Symbiose wird sich schon in naher Zukunft als weiteres todbringendes Versagen entpuppen, von dem die Geschichte der AIDS-Epidemie so sehr gezeichnet ist.

Bei aller Kritik wollen wir nicht unerwähnt lassen, daß es etliche ungenannte Männer und Frauen in den verschiedensten Ländern gibt, die sich vorbildlich in der AIDS-Forschung und AIDS-Bekämpfung engagiert haben und es immer noch tun. Sie verdienen unsere große Achtung und Unterstützung.

Hinweise

Im vorliegenden Buch verdeutlicht und belegt der Autor oben erwähnte Aspekte zum AIDS-Problem. Er zeigt die Zusammenhänge zwischen Ideologie und AIDS-Aufklärung auf, legt Fakten dar, die meist verschwiegen werden und gibt Einblick in die aktuelle AIDS-Forschung.

Manchmal erschien es in der vorliegenden Arbeit notwendig, einen Sachverhalt im anderen Zusammenhang nochmals zu wiederholen, damit der Leser auch bei komplexem Stoff wieder auf die Zusammenhänge hingewiesen werden konnte.

Der Autor hat die AIDS-Bekämpfung (und Problem-Vertuschung) in verschiedensten Teilen der Welt verfolgt und dabei – wegen der Überfülle des Materials – auf eine differenzierte Darstellung der verschiedenen AIDS-Kampagnen in den einzelnen Ländern verzichtet.

Auch ist zu beachten, daß im vorliegenden Buch zwei Begriffe in üblicher Weise verwendet werden:

a) der Begriff Sodomie (herkömmliche und vom Autor angewandte Bedeutung folgt dann später im Text);

b) der Begriff der Quarantäne. Hier ist zu beachten, daß der Begriff Quarantäne nicht im engeren Sinn verstanden werden darf (wie z.B. Absonderung jedes AIDS-Infizierten) sondern im weiteren Sinne, was in einigen Fällen zwar Isolierung bedeuten könnte (wenn beispielsweise AIDS-Infizierte trotz besseren Wissens weiterhin andere anstecken), in anderen Situationen aber einfach strengere «der Infektionsgefahr entsprechende» (z.B. Atemschutz des Pflegepersonals bei AIDS/Tbc-Kombinationen, keine Blutspenden-Zulassung von Risikogruppen) heißt.

September 1988 *Der Verlag*

[1] Bericht in: «Der Spiegel», Nr. 30/1987
[2] R. Shilts: «AIDS – and the Bandplayedon» München 1988, S. 262
[3] ebd. S. 415

Prolog

AIDS *(Acquired-Immuno-Deficiency-Syndrome)* wurde 1981 zum ersten Mal ausführlich und zusammenhängend beschrieben. Seit dieser Zeit hat das Syndrom pandemische Ausmaße angenommen. Allein in den USA gab es im Herbst 1987 mehr als 38000 aktive Fälle. Die 3-Jahres-Mortalitätsrate beträgt mehr als 90%.

90% der «*Full-Blown-AIDS-Fälle*» (Vollbild-AIDS-Fälle = voll entfaltete Krankheit mit Immun-Defizienz) sind innerhalb von drei Jahren nach ihrer Diagnose als AIDS-Patienten tot.

Man nimmt an, daß zwischen 1–2 Millionen US-Amerikaner mit HIV *(Human-Immuno-Deficiency Virus)* bereits infiziert sind (Herbst 1987). Vermutlich wird ein hoher Prozentsatz von ihnen krank.

Der US Public Health Service (öffentliches Gesundheitsamt) rechnet bis 1991 mit 270000 Vollbild-AIDS-Fällen (Fälle, die opportunistische Infektionen aufweisen, die infolge der Immun-Defizienz zum Tode führen können – das AIDS-Syndrom selbst, wenn es einmal entwickelt ist, führt immer zum Tode).[1] Die Infektion entwickelt sich aber nicht immer zum AIDS-Syndrom. Tausende von Europäern und möglicherweise Millionen von Afrikanern sind heute schon mit HIV infiziert.[2] In der Vergangenheit wurden infektiöse Pandemien durch entsprechende, medizinisch bestimmte Therapie, Vakzination und Quarantäne unter Kontrolle gebracht. Im Falle der heutigen AIDS-Pandemie sind solche Maßnahmen nur teilweise anwendbar, denn es existiert noch keine effektive AIDS-Therapie – weder Vakzination noch Chemotherapie. Die einzige voll effektive Maßnahme, die man jetzt ergreifen könnte, um die Pandemie zu stoppen, wäre natürlich die der strengen sexuellen Quarantäne der Infizierten. Aber eine solche Maßnahme würde offensichtlich mit der heutigen emanzipierten Sexual-Auffassung der Gesellschaft kollidieren.[3] Verzicht auf intimen Verkehr gilt als unmenschlich. Verzicht seitens des Infizierten auf den uneingeschränkten gesellschaftlichen Verkehr im Leben, in Krankenhäusern und zu Hause ebenfalls. Vielleicht will man auch deshalb heute auf eine obligatorische AIDS-Test-Pflicht und auf den Identifikationszwang von AIDS-Infizierten verzichten.[4] Die politische AIDS-Lobby macht fast jegliche Art von Begrenzung unmöglich! «Safer Sex» ist bei einem beinahe 100% tödlichen, sexuell übertragenen Syndrom nicht «safe» genug! Jeglicher Austausch von Körperflüssigkeiten mit einem HIV-Positiven oder HIV-Negativen, aber doch AIDS-Infizierten, kann eine AIDS-Infektionsgefahr bedeuten. Es scheint deshalb, daß sexuelle Quarantäne und die Unterbindung des Gebrauchs von nicht sterilen Nadeln beim Drogenmißbrauch gegenwärtig die effektivsten Maßnahmen gegen die AIDS-Pandemie wären.

Da aber AIDS eine direkte Folge des weltweiten Zusammenbruchs des moralisch-gesellschaftlichen Kontextes und die «Emanzipation des Sexlebens» (ideologisch erlaubte Promiskuität) ein politisches Ziel geworden ist, wurde selbst die Bekämpfung des AIDS-Syndroms ein politisches Spiel. Dies ist sowohl dem AIDS-Kranken als auch dem gesunden Menschen gegenüber nicht fair, denn letztlich werden nicht Politik und Lobbying sie heilen oder vor AIDS schützen können, sondern die Medizin. Doch Medizin und Wissenschaft müssen sich heute beugen, denn die Politiker und nicht die Mediziner verfügen über unsere Steuergelder, die schließlich auch die Forschungsgelder liefern.

Einige Folgen der heute politisch gelenkten sexuellen Emanzipation beginnen wir erst in letzter Zeit zu ahnen.

Erstens läßt die physische und psychische allgemeine Leistungsfähigkeit der Jugend nach. Gemäß heute zugänglichen Statistiken könnte diese Tatsache mindestens zum Teil eine Folge der sexuellen Ausschweifung sein, denn das ständige sexuelle Ausleben führt unweigerlich zu einer körperlichen und psychischen Erschöpfung.[5] Ausnahmen bestätigen hier die Regel.

Zweitens führt kasueller Partnerwechsel zu instabilen Ehen. Scheidungsstatistiken bestätigen diese Aussage.[6] Die Familie wird durch eheliche Untreue instabil, was wiederum Folgen für die kommenden Generationen, für die Kinder und Familien haben wird.

Drittens bleiben persönliche, psychische Folgen von übermäßigem Sex nicht aus.

Viertens, last but not least, muß man sich klar vor Augen halten, daß AIDS ursprünglich wahrscheinlich nicht mit Homosexualität gekoppelt war, sondern mit promisker Heterosexualität.[7]

Nach der heutigen medizinischen Politik darf der Arzt jeden Träger der meisten infektiösen Krankheiten identifizieren und ihn dann daran hindern, andere Menschen zu gefährden. Weil aber viele AIDS-Träger heute sexuell-emanzipativ aktiv sind, ist AIDS eher zu einer politischen Frage geworden, als eine rein medizinische zu bleiben. Aus diesem Grund darf der Arzt die normalen medizinischen Regeln für eine infektiöse Krankheit nicht mehr anwenden. Er darf zum Beispiel AIDS-Patienten nicht identifizieren. Selbst ein Arzt, der AIDS-Träger ist, wird heute in vielen Ländern nicht gezwungen, seinen Patienten vor invasiven Operationen mitzuteilen, daß er sie infizieren könnte. Solche Risiken sind nicht einmal bei Hepatitis B erlaubt. Ein Hepatitis B infizierter Arzt oder Zahnarzt muß in den USA die schriftliche Genehmigung seiner Patienten vor der Behandlung einholen, ansonsten darf er sie nicht behandeln. Die Folgen einer Hepatitis B Infektion können gravierend sein, aber sie sind generell nicht so gravierend wie die einer AIDS-Infektion, die tödlich ist, wenn das Syndrom einmal offen zu Tage getreten ist. Alle Menschen, auch AIDS-Infizierte, dürfen nach der heute geltenden politischen Auffassung die Freiheit eines promisken Lebens genießen. Dies ist angeblich ihr Recht als Glieder einer permissiven Gesellschaft. Die einzige politisch erlaubte Einschränkung gegen AIDS ist demnach «Safer Sex»! Das bedeutet in der Praxis den Gebrauch von Kondomen. Beim heutigen Wissensstand muß man allerdings bedenken, daß jeglicher direkte Austausch von Körperflüssigkeiten bei AIDS-Infizierten riskant ist. Dabei weiß jeder Medizinstudent, daß Kondome selbst vor Schwangerschaft nicht 100%ig schützen!

Die Menschen, die AIDS in die westliche Welt – nicht nach Afrika – einführten und auch propagieren, sind ohne jeden Zweifel hauptsächlich Homosexuelle. In Afrika dagegen waren es wahrscheinlich Heterosexuelle, aber promiske Menschen, die das Virus ausbreiteten. Einmal im Westen und in Afrika sowie in anderen Ländern etabliert, breitet sich die Infektion aus durch Fixer, die infizierte Nadeln austauschen, Bluter, die AIDS-infiziertes Blut von der Blutbank, Blutkonserven und Blutprodukten bekommen, und durch Menschen, die promiske hetero- und homosexuelle Praktiken ausüben.

Solche Menschen wollen natürlich nicht identifiziert werden. Identifikation würde ihr Image gefährden; irgendwelche Einschränkungen wären für sie undenkbar. Deshalb haben sie dafür gesorgt, daß AIDS-Infizierte bisher nicht identifiziert werden dürfen. Durch Lobbying bei der Legislatur haben sie es soweit gebracht, daß ihre AIDS-riskierende, emanzipative Lebensweise sogar gesetzlich anerkannt und geschützt wird. Gesetzesvorlagen gegen Homosexualität z.B. wurden zurückgezogen. Das Resultat war vorauszusehen: Homosexualität und Sodomie u.a. (Unzucht mit Tieren) ist in letzter Zeit trotz der AIDS-Pandemie in vielen Ländern legalisiert worden.

Einige Pfarrer in den europäischen Landeskirchen haben Homosexualität auch moralisch gutgeheißen, indem sie Homosexuelle und Lesbierinnen trauten (vgl. Römer 1,18–32). Man weiß heute in medizinischen Kreisen sehr wohl, daß männliche Homosexualität auch ohne eine AIDS-Infektion das Immunsystem des Empfängers schwächt und so den Weg für eine spätere AIDS-Infektion vorbahnt. Homosexualität ist also erwiesenermaßen pathologisch, auch ohne die Mitwirkung des AIDS-Virus.

Auf diese Weise hemmt in vielen Teilen der Welt ideologisch bedingte Politik die medizinischen Maßnahmen zur Eindämmung der AIDS-Pandemie. Am 10.9.87 hörte ich im englischen Programm Radio 4 um 19 Uhr folgende Nachricht: Der TUC (die linksgerichtete englische Gewerkschaft – ihr Chef ist der Marxist Arthur Scargill) habe beantragt, daß AIDS-Träger unter keinen Umständen «diskriminiert» (lies: identifiziert) werden dürften. Niemand dürfe einem AIDS-Träger kündigen, nur weil er AIDS-Träger sei. –

Aber wenn nun dieser AIDS-Träger mit Lebensmitteln arbeitet oder sonst mit Menschen engen Kontakt hat, was dann?

Seit wann bestimmt ein Politiker oder eine rein politische Organisation wie eine Gewerkschaft (z.B. die TUC) die medizinische Gangart, die nur ein Arzt oder ein Naturwissenschaftler bestimmen kann? Nach Rita Süssmuth zu urteilen, dürfen AIDS-Tests unter keinen Umständen dazu benutzt werden, Menschen zu «diskriminieren».[8] Was aber heißt «diskriminieren»?

Wenn das Wort so viel wie «herabwürdigen» oder «demütigen» bedeutet, dann hat die Ministerin vollkommen Recht. Alle Menschen sind gleichwertig. Wenn aber «diskriminieren» einschränken heißt, und zwar um die eigene und des anderen Gesundheit zu schützen, dann hat sie Unrecht. Denn auch der AIDS-Patient braucht vielleicht – gerade wegen seiner geschwächten Widerstandskraft – Schutz und Isolation in gewissen Umständen, in denen er durch ein normales Leben mit allen sozialen Kontakten überfordert wäre. Für den AIDS-Träger kann der Schutz der Isolierung (= ursprüngliche Bedeutung von «Diskriminierung») notwendig sein, damit er weiterleben kann. Gleicherweise haben auch die Gesunden den Schutz der Isolierung nötig, insbesondere vor promisken AIDS-Patienten, damit die Infektionsausbreitung verhindert werden kann. Wenn früher jemand Träger einer ansteckenden Krankheit war, die die Öffentlichkeit gefährdete, kam der Kranke automatisch in Quarantäne, um seine Umwelt und ihn selbst zu schützen. Heute, da viele ansteckende Krankheiten therapiert werden können, werden die Quarantäne-Bestimmungen oft mit Recht weniger strikt durchgesetzt, denn die Konsequenzen der Krankheits-Ausbreitung sind nicht so weitreichend. AIDS ist aber immer noch tödlich, die Inkubationszeit sehr lang und eine effektive Therapie noch nicht in Sicht. Im Gegensatz zu früher, als Medizin ausnahmslos von Medizinern gehandhabt wurde, haben heute einflußreiche Menschen, die oft wenig von Epidemiologie verstehen, es fertiggebracht, die Anwendung von strengen Schutzmaßnahmen gegen AIDS (Kondome sind kein hundertprozentiger Schutz vor AIDS!), aus politischen sowie aus sogenannten Menschenrechts-Gründen zu verhindern.

Robert Koch und andere Epidemiologen haben vor vielen Jahren den Medizinern gezeigt, wie man mit ansteckenden Krankheiten fertigwerden kann. Warum sollten nun, zum ersten Mal in der neueren wissenschaftlichen Geschichte, Nicht-Mediziner die wissenschaftlich-medizinisch bewährten Regeln im Dienst ihrer Ideologien über Bord werfen? Zumal es sich bei AIDS um eine tödlich verlaufende Epidemie handelt! Politisch entsprechend motivierte Leute verbieten unter dem Banner der «Progressivität», der «Nicht-Diskriminierung» und der sexuellen Emanzipation selbst die Identifikation der Infektionsträger. Gleichermaßen verbieten sie effektive Schutzmaßnahmen, obwohl sich dieser Krankheitserreger tausendmal schneller vervielfältigt als alle uns bekannten anderen Erreger. Dabei zerstört dieses Virus nicht nur das Immunsystem des Menschen, sondern auch seinen zentrales Nervensystem (ARC).

Kapitel I
Einführung

Der Erreger

Der Erreger von AIDS ist ein Retrovirus, das die Bezeichnung LAV/HTLV-III *(Lymphadenopathy-associated virus/Human T-cell lymphotropic retrovirus)* oder HIV *(Human immunodeficiency virus)* trägt. Das Virus wurde erst im Januar 1983 von Luc Montagnier und seinen Mitarbeitern am Pasteur Institut in Paris entdeckt. Später, im Jahre 1984, entdeckte Robert C. Gallo vom National Cancer Institute vermutlich unabhängig von Luc Montagnier das gleiche Retrovirus als AIDS-Erreger.

Das Bundesgesundheitsamt (Mitteilung Nr. 43, Dezember 1984) definiert AIDS *(Acquired ImmunoDeficiency Syndrome* = erworbenes Immundefekt-Syndrom) wie folgt: «Ein erworbenes Immundefekt-Syndrom liegt bei nachgewiesener LAV/HTLV-III-Infektion vor, bei der Krankheiten auftreten, persistieren oder rezidivieren, die auf Defekte im zellulären Immunsystem hinweisen und bei denen für diese Immundefekte keine bereits bekannten Ursachen vorliegen.»[1] Diese Definition ist heute überaltert, denn das AIDS-Virus greift nicht nur das Immunsystem, sondern u.a. auch das Zentralnervensystem an.

Mit anderen Worten attackiert das AIDS-Virus das Verteidigungssystem (d.h. das Immunsystem) des Körpers, so daß der Körper nicht mehr imstande ist, sich gegen eine ganze Reihe von Krankheitserregern und Eindringlingen zu wehren. Auf diese Weise entstehen beispielsweise seltene Krebserkrankungen wie das Kaposi Sarkom oder auch bestimmte Lungenentzündungen (Pneumocystii carinii) sowie eine Vielfalt von Infektionen, gegen die sich ein gesunder Körper sonst wehren kann.

Wie der volle Name AIDS aussagt, ist das Virus hauptsächlich dafür bekannt, daß es das Immunsystem des Körpers angreift. Es muß aber gleich am Anfang darauf hingewiesen werden, daß das Virus *nicht nur* die Zellen des Abwehrsystems des

Körpers angreift. Dieser Angriffsweg stellt nur einen Bruchteil der Angriffsmethodik des AIDS-Erregers dar. Das AIDS-Syndrom hat also nicht nur mit der Abtötung gewisser Zellen des Immunsystems zu tun. Das AIDS-Virus greift auch bestimmte Zellen des Gehirns (Nervenstützgewebe und Neuronen) irreversibel und tödlich an. Das heißt, gewisse Neuronen und Nervenstützgewebe im Gehirn – also Hirnzellen – werden vom Virus angegriffen und ebenfalls zerstört, so daß eine Demenz ähnlich der von Morbus Alzheimer (wie bei Scrapie) resultiert. Auf diesem zweiten Angriffsweg erzeugt die AIDS-Erkrankung eine *zunehmende Verblödung und eine Lähmung des Nervensystems* des AIDS-erkrankten Menschen, wie sie bei Morbus Alzheimer (präsenile Demenz) auftritt. AIDS kann auch Altersdemenz neben anderen Immundefekt-Syndromen vortäuschen.

Die Wirkungsweise des AIDS-Retrovirus hängt also nicht ausschließlich mit der Zerstörung der Immunzellen zusammen, weil das Virus also eine wachsende Zerstörung der Struktur des Gehirns selbst mit sich bringt, weshalb man nicht mehr nur von einer Beeinträchtigung des Immunsystems durch HIV sprechen kann.

Zu den beiden erwähnten Wirkungsweisen kommt noch die Tatsache, daß sich das AIDS-Retrovirus (die Definition des Begriffes folgt später) ungemein schnell repliziert. Der AIDS-Erreger teilt sich rund tausendmal schneller als andere biologische Zellen, einschließlich uns bisher bekannter Bakterien. Ist das AIDS-Virus einmal im Körper, und hat diese rasende Vervielfältigung einmal begonnen, so wird eine medikamentöse Eindämmung immer schwieriger.

Mit obigen Komplikationen bei einer AIDS-Erkrankung hat man aber noch lange nicht alles gesagt, was gesagt werden muß. Denn, obwohl der menschliche Körper, der mit dem AIDS-Retrovirus infiziert worden ist, mit der Produktion von Antikörpern antwortet (der bisherige AIDS-Test beruht auf der Feststellung des Vorhandenseins solcher Antikörper – mehr zu diesem Thema später), beginnt diese Abwehrtätigkeit des Körpers nur in den wenigsten Fällen sofort nach der Infektion. Die sogenannte Inkubationsperiode kann Monate wenn nicht gar Jahre dauern. Das heißt, daß das AIDS-Virus lange Zeit bereits in der

Blutbahn sein kann, ohne daß entsprechende Antikörper produziert worden sind. Ein Patient kann also AIDS-infiziert sein, ohne daß der Mediziner diese Infektion aufgrund vorhandener Antikörper im Blut sofort oder sicher feststellen kann.

Die Folge dieser langen Inkubationsperiode ist sehr gravierend. Denn ein mit HIV infizierter Mensch kann andere Menschen durch Geschlechtsverkehr sowie durch Blut- oder Organspenden infizieren, obwohl er selbst nicht weiß, daß er AIDS-infiziert ist, denn sein Bluttest ergibt einen *negativen AIDS-Antikörpertest.* Das AIDS-Virus selbst ist im Gewebe und im Blut schwer zu identifizieren. Deshalb arbeitet man mit dem *Antikörpertest.* Ein Mensch also, der das AIDS-Retrovirus (nicht den Antikörper) im Blut aufweist, braucht nicht als infiziert zu gelten. Er kann deshalb sein Blut spenden und die Blutbank dadurch verseuchen, weil ja sein Antikörpertest negativ war. In Wirklichkeit aber ist er positiv, denn das AIDS-Virus ist vorhanden und ansteckend. Dieses Blut, das antikörpernegativ ist, könnte nun bei Operationen und Transfusionen gebraucht werden, und seine Empfänger könnten AIDS-krank werden. Dabei weiß man natürlich nicht immer, wer das infizierte Blut gespendet hat. Es sind Verfahren entwickelt worden, um das AIDS-Virus im Blut zu vernichten, ohne daß das Blut unbrauchbar wird. Solche Verfahren müssen aber erst vervollkommnet werden.

Neue Tests, die das Virus selbst absolut sicher feststellen können, nicht bloß die Antikörper – müßten dringend entwickelt werden, damit die Blutbank vor verseuchtem Blut verschont wird. AIDS breitet sich schon seit einigen Jahren durch infiziertes Blut – und nicht nur durch intimen Verkehr oder den Gebrauch nicht-steriler Nadeln durch Drogenkonsumenten – aus. Bluterpatienten und auch Babys sind durch direkte Blutübertragung mit AIDS angesteckt worden.

Obige Feststellungen bringen uns zu weiteren wichtigen Schlußfolgerungen bezüglich AIDS und dessen Ausbreitung: Ist der Körper einmal mit dem AIDS-Retroviurs infiziert worden, erzeugt er früher oder später Antikörper gegen das Virus. Nun, Antikörper sind normalerweise dazu da, einem eingedrungenen Erreger entgegenzuwirken, d.h. ihn zu bekämpfen.

Auf diese Weise wird der Mensch oder irgendein anderer Organismus gegen gewisse Erreger (z.B. Mumps oder auch Mycobacterium tuberculosis) geschützt, d.h. immunisiert. Die Praxis der Immunisierung oder Vakzination (Impfung) gegen Tetanus, Poliomyelitis (Kinderlähmung) und andere ansteckende Krankheiten ist von dieser Tatsache abhängig. Man infiziert den zu schützenden Körper mit abgeschwächten Formen des Erregers, die noch keine eigentliche Krankheit hervorrufen, jedoch die Antikörperproduktion im Körper in Gang setzen. So wird der Organismus gegen das Eindringen von nicht abgeschwächten, krankheitserregenden Organismen geschützt und immunisiert.

Wenn der AIDS-Erreger einmal in die Blutbahn und in das Gewebe eines Organismus eingedrungen ist, wird der menschliche Körper früher oder später versuchen, sich gegen das AIDS-Retrovirus zu wehren, indem er Antikörper produziert. Das Erscheinen dieser Antikörper ist für die Diagnose von AIDS maßgebend.

Bei dieser Sachlage muß man aber bedenken, daß 1) bei AIDS gerade der Immunitätsmechanismus selbst (die Produktion von Antikörpern) beeinträchtigt ist, so daß die Antikörperproduktion im allgemeinen unterdrückt ist. Dazu kommt die Tatsache, daß 2) selbst die Anwesenheit von AIDS-Antikörpern den weiteren Verlauf und vollen Ausbruch der Krankheit nicht mehr zu stoppen vermag. Somit kann also 3) die Attacke des Retrovirus auf das übriggebliebene Immunsystem unerbittlich weitergehen. Die Folge ist, daß sich 4) das Virus weiter fortpflanzt (tausendmal schneller als alle anderen Organismen dieser Art, bei weitem schneller als alle uns bisher bekannten Bakterien) und die Abtötung des Zentralnervensystems selbst möglich wird. Der Patient bekommt opportunistische Infektionen, wird progressiv schwächer, seniler und gelähmter, bis er schließlich stirbt. Außerdem muß man bedenken, daß 5) die schnelle Reproduktion des Retrovirus eine sehr schnelle Mutationsrate zur Folge hat. Nach jeder Mutation braucht es einen neuen Antikörper, um die neuen «Subspezies» des AIDS-Retrovirus zu bekämpfen. Das beeinträchtigte Immunsystem, das für die Antikörperproduktion sorgt, wird schließlich mit dieser Vielfalt von AIDS-Subarten nicht mehr fertig, so daß der menschliche

Körper von ungehemmt sich vermehrenden Viren überschwemmt, überwältigt und schließlich getötet wird.

Aus den obigen Gründen – eigene Antikörper stoppen die Entwicklung des AIDS-Syndroms nicht – hat bisher der Versuch, gegen das AIDS-Virus zu immunisieren, fehlgeschlagen. Deshalb versprechen sich Sachverständige in der Bekämpfung des AIDS-Syndroms keine allzu großen Erfolge durch Impfungen. Auch theoretisch besteht wenig Grund zur Hoffnung. Sind die eigenen Antikörper gegen AIDS praktisch wirkungslos, warum sollten dann künstlich hervorgerufene Antikörper wirkungsvoller sein? Dies ist mit ein Grund, weshalb man sich heute auf den direkten Angriff mittels Chemotherapie konzentriert. Selbstverständlich wird weiter an der Immun-Therapie gearbeitet. Bisher hat aber keine Methode wirklichen Erfolg gezeigt.

Kehren wir aber noch einmal zu den Antikörpern zurück: Retroviren wie HIV oder LAV/HTLV-III mutieren – wie schon gesagt – sehr leicht und schnell. Die neuen Subarten, die auf diese Weise entstehen, erfordern zu deren Eindämmung neue «Sub-Antikörper». Das bereits beschädigte Immunsystem müßte also laufend ein ganz neues, sich ständig wechselndes Spektrum von Antikörpern gegen sich ständig abwechselnde Viren erzeugen, wenn das AIDS-Retrovirus wirkungsvoll bekämpft werden soll. Dieses Spektrum von durch Mutationen entstandenen AIDS-Virusarten ist jedoch derart breit, daß man der Antikörpermethode gegenüber schlechthin skeptisch geworden ist. Deshalb setzt man eher auf die Chemotherapie, die das ganze Retrovirus auf einmal töten oder inaktivieren könnte.

Wir werden später detaillierter auf die Aspekte der AIDS-Bekämpfung eingehen.

Neuere AIDS-Erscheinungen: Tuberkulose

In letzter Zeit hat sich eine weitere Entwicklung in der AIDS-Pandemie gezeigt. Tuberkulose galt, zumindest in der westlichen Welt, als eine besiegte Krankheit. Effektive Chemotherapie und bessere Ernährung, sowie ausgeglichenere Hygiene (bessere Wohnverhältnisse) bei der Mehrheit der Bevölkerung, haben zu diesem Erfolg gegen Tuberkulose beigetragen, und sie galt somit in der westlichen Wohlstandswelt praktisch als überwunden. Diese Situation hat sich nun aber in einigen homosexuellen Kreisen geändert. Dort brach nicht nur die Tuberkulose von neuem aus, sondern auch gewisse Arten eines eher seltenen Krebses. Der Grund für den erneuten Ausbruch von Tuberkulose ist leicht zu verstehen: Behandelte man einen normalen Tbc-Patienten mit Chemotherapie (INH, Streptomycin, früher auch PAS), *unterstützte die Chemotherapie* sein Immunsystem. Die Chemotherapie allein (ohne das Immunsystem) würde den Erreger nicht unter Kontrolle bringen. Hat nun aber das AIDS-Retrovirus das Immunsystem eines Organismus unterminiert, so hilft die normale Chemotherapie gegen Tuberkulose nicht im bekannten Ausmaß, und die Tuberkulose nimmt im AIDS-Patienten überhand, weil eben sein eigenes Immunsystem defekt ist. Der Vollbild-AIDS-Patient stirbt dann an Tuberkulose – oder an einer anderen opportunistischen Infektion.[2]

Ein solcher AIDS/Tbc-Patient muß meist stark husten. Das Lungensekret, das er aushustet, enthält jetzt nicht nur M. tuberculosis, sondern auch das AIDS-Retrovirus, denn AIDS-infizierte Patienten weisen das AIDS-Virus in ihren Sekreten (Spermien, Speichel, Schweiß, Vaginasekreten, Plasma und Blut) auf. Die Folge davon ist, daß der AIDS/Tbc-Patient nicht nur das M. tuberculosis, sondern auch das AIDS-Retrovirus ausspuckt.[3] Atmet nun das AIDS/Tbc-Pflegepersonal diese Sekrete, die das M. tuberculosis und das AIDS-Virus enthalten, ein, wird sich die Tuberkulose in deren Lungen ausbreiten. Dabei muß man bedenken, daß Tuberkulose Risse und Wunden in der Lunge des Patienten hervorruft, so daß es relativ leicht ist, nicht nur Tbc von einem solchen Patienten zu bekommen: Durch die Wunden und Risse können auch die AIDS-Viren leicht in die Blutbahn des Betroffenen eindringen. Damit wird ein zweiter Patient zum Tod an AIDS und Tuberkulose verurteilt.[4] Aus diesem Grund befürchtet man in Homosexuellen- und AIDS-Kreisen eine AIDS-Tuberkulose-Pandemie.[5] Das HIV hat durch die Tuberkulose «Flügel» bekommen!

Weitere Aspekte der AIDS-Bekämpfung – direkte Infektionsverhinderung

Das AIDS-Virus muß direkt in die Blutbahn eindringen, damit eine AIDS-Infektion erfolgen kann. Dabei genügen alle Arten offener Wunden. Wenn Blut, Plasma, Spermien oder Sekrete irgendwelcher Art eines AIDS-Kranken auf irgendeinem Weg in die Blutbahn eines anderen Menschen gelangen, genügt selbst eine potentiell verschwindend kleine Menge des lebenden Virus (= 1 Virion), um bei ihm das AIDS-Syndrom hervorzurufen.[6] Intimer Verkehr, Transfusionen direkt in die Blutbahn, Wunden etc. genügen daher für eine Infektion. Nach dem heutigen Wissensstand dringt das Virus nicht durch die intakte Haut ein. Man fürchtet aber, wie wir eben erwähnt haben, bei Tuberkulose und der Verbindung von AIDS die Möglichkeit einer AIDS-Infektion durch Tbc-Husten (Droplet infection).[7] Das ist dann schwerwiegend, wenn die Lungenmembranen und die Luftwege von Patienten nicht mehr ganz intakt sind, was bei Blutungen aller Art der Fall ist. Wenn Risse und kleine Geschwüre die Integrität der Membranen beeinträchtigen, besteht die Möglichkeit der Übertragung von AIDS auf tuberkulöse Patienten sogar durch *sozialen Kontakt* (entsprechende Literatur siehe später).

Die schnelle Ausbreitung des AIDS-Syndroms erfolgt:

a) Bei Menschen, die anläßlich von *chirurgischen Eingriffen* Transfusionen von AIDS-infiziertem Blut erhalten. So sind Bluter AIDS-gefährdete Menschen, weil sie transfundiertes Blut oder Blutprodukte direkt in die Blutbahn erhalten.

b) Bei *Fixern*, die ihre infizierten Nadeln austauschen.

c) Bei der *Geburtshilfe*. AIDS-infizierte Mütter können ihre

Retroviren direkt durch kleine Membranrisse ihrem neonatalen Baby übermitteln. Die Infektion kann überall durch irgendwelche Wunden oder Schwächen in der Haut in das Baby transferiert werden. Normalerweise kommt die mütterliche Blutzirkulation mit der des Kindes im Mutterleib nicht in direkten Kontakt. Alles geht durch die Membranen des Mutterkuchens. Solange diese Membranen absolut intakt sind, besteht wenig Gefahr einer AIDS-Übertragung. Sollte aber eine Membran ihre Integrität verlieren, ist das Baby gefährdet. Beim Geburtsprozeß ist eine solche Verletzung kaum zu vermeiden. Solange nur ein chemischer Austausch zwischen dem Blut der Mutter und dem des Kindes stattfindet, erfolgt keine Infektion.

d) Bei *heterosexuellem oder homosexuellem Geschlechtsverkehr.* Normalerweise bleiben bei dieser Art Verkehr die beiden zirkulatiorischen Systeme getrennt. Wo aber Risse oder Wunden – wie bei Hämorrhoiden oder sonstigen (blutenden) Prozessen, vorkommen, kann ein Transfer von Viren stattfinden, der AIDS-Infektionen zur Folge haben kann.

Die Morphologie der Vagina und die des Penis ist aber so, daß bei normalem heterosexuellem Verkehr zwischen einem Mann und seiner Frau keine Membranrisse entstehen (bis auf den einmaligen Riß des Hymens einer Jungfrau beim ersten Verkehr). Deshalb findet hier auch kein Transfer von allenfalls vorhandenen Retroviren statt. Die Ausnahme bestätigt aber die Regel, wenn ein Partner mit dem AIDS-Retrovirus infiziert ist. Die Chancen einer Übertragung des AIDS-Virus beim heterosexuellen Verkehr sind umso größer bei wechselnden Geschlechtspartnern. Erhöhte Promiskuität bringt selbst in diesen Fällen erhöhte Möglichkeiten der Infektion, denn die Samenflüssigkeit eines AIDS-erkrankten oder -infizierten Menschen enthält das Retrovirus, das AIDS übertragen kann, wenn irgendwelche Schleimhäute nicht ganz intakt sind. Das gleiche gilt bei der AIDS-infizierten Frau. Ihre vaginalen Sekrete können, wenn sie infiziert ist, ihrem Mann das AIDS-Virus übertragen. Auch hier gilt: Je mehr Sexpartner man hat, desto höher sind die Chancen einer AIDS-Übertragung. Die Infektion erfolgt also durch den infizierten Mann oder die infizierte Frau, ganz gleich, ob jemand Antikörper aufweist oder nicht.

Promiskuität ist und bleibt also die Hauptursache der heutigen AIDS-Pandemie. *Dabei muß man fest vor Augen halten, daß gerade die hemmungslose Promiskuität als eine direkte Errungenschaft der heutigen «Sex-Emanzipation» hervortritt.* Offenbar ist die Frau nicht für intimen Verkehr mit jedem x-beliebigen Mann prädestiniert. Ebenso ist es für den Mann nicht vorgesehen, mit jeder x-beliebigen Frau Verkehr zu haben. Gäbe es die heutige Promiskuität auf Volksebene nicht, würde es heute auch keine AIDS-Pandemie geben. Somit ist Pandemie eine direkte Folge der sogenannten *Sex-Emanzipation*, die eine politisch-ideologische Angelegenheit darstellt und mit Medizin an sich wenig zu tun hat.

Die AIDS-Pandemie bleibt aber nicht nur eine sozialpolitische Sache, denn sie führt zu einer moralischen und psychologischen gesellschaftlichen Katastrophe. Psychologisch und physiologisch gesehen ist die Frau für *einen* Mann bestimmt – und umgekehrt. Gerade die Treue einer Frau zu ihrem Mann und umgekehrt bringt vielleicht die besten charakterlichen und auch körperlichen Eigenschaften der beiden hervor.

Indem man in gewissen Kreisen Promiskuität direkt und auch maßlos gefördert hat (vgl. Bertolt Brecht: Der bekannte marxistische Autor und Dichter schlug z.B. einmal vor, daß man in den höheren Schulen in speziellen Klassenräumen Geschlechtsverkehr als Belohnung für gute akademische Leistungen anbieten soll,[8] benachteiligte man eindeutig die Entwicklung der besten charakterlichen Eigenschaften in unserer Gesellschaft. Darum muß man heute auch Eigenschaften wie Treue, Enthaltsamkeit, Geduld und innere Reinheit in der Gesellschaft unterdrücken. Mit anderen Worten: Es wurde anstelle eines selbstbeherrschten, treuen menschlichen Wesens ein *instinktgetriebenes Unwesen* gefördert. Eine technisch hochentwickelte Gesellschaft, die besonders auf Zuverlässigkeit, Fleiß und Treue angewiesen ist (sonst funktioniert sie nicht), kann aber von hemmungslosen, instinktbedingten, verlebten Menschen nicht lange geführt und getragen werden. Hemmungslose Promiskuität reduziert uns Menschen auf die Ebene der Entmenschlichung.

Das Erwähnte bezieht sich auf den rein sittlich-moralischen

Aspekt der großen AIDS-Pandemie, die nun, medizinisch gesehen, vor der Tür steht. Wie Dr. Dani Bolognesi der Duke University Medical School am 22. Juli 1985 vor dem US-Kongreß behauptete, seien schon über 2 Millionen US-Bürger vom AIDS-Retrovirus befallen. Diese stehen in der Gefahr, die vollentwickelten AIDS-Symptome zu produzieren. Wenn weder sittlich noch medizinisch etwas Effektives dagegen unternommen werden kann, wird sich diese Zahl jedes Jahr verdoppeln. Die Leute, die solche Aussagen machten[9], sind keine Panikmacher, wie Rita Süssmuth uns glaubhaft machen will[10], sondern ernsthafte Mediziner und Forscher.

e) Bei *homosexuellem Geschlechtsverkehr.* Geschlechtsverkehr bei Männern unter sich geschieht oft auf anale Art, d.h. der After wird als Vagina benutzt. Es gibt auch oralen oder manuellen Verkehr. Folgende Aspekte müssen bei diesen homosexuellen Praktiken berücksichtigt werden:

Der Verkehr ist oft hoch *promisk.* Homosexuelle haben häufig 10–15 intime Kontakte – oft kasueller und auch anonymer Art – pro Nacht. Die Vielfalt der anonymen, kasuellen, intimen Partner steigert natürlich die Wahrscheinlichkeit einer AIDS-Infektion sehr. Wir werden später auf die Praktiken Homosexueller mit zusätzlichen Literaturangaben näher eingehen.[11]

Die *Anuswände,* im Gegensatz zu jenen der Vagina, sind für Druck und für Reibung im sexuellen Verkehr nicht geeignet. Risse in den Anus- und Rektumwänden entstehen bei solchem Verkehr sehr leicht, so daß es blutet. Kommen nun AIDS-infizierte Spermien in diese Wunden und Risse, dringt das AIDS-Virus in die Blutbahn des Partners ein und infiziert ihn mit AIDS.

Dasselbe kann bei *oralem Verkehr* (Fellatio) stattfinden. Viele Menschen weisen im Munde kleinere Wunden, kleinere Geschwüre oder auch Herpesausschläge auf. Oder ihr Gaumen oder Zahnfleisch blutet beim Zähneputzen, ein Zeichen dafür, daß die Membranen nicht intakt sind. Kommen nun AIDS-infizierte Spermien in den Mund, so kann ein Virustransfer stattfinden.

Aus diesen Gründen ist es verständlich, daß in der westlichen

Welt AIDS-Infektionen sehr oft mit homosexuellen Praktiken verbunden werden. Selbstverständlich hängen aber auch in allen andern Ländern Infektionen mit AIDS-infizierten Bluttransfusionen zusammen. In Afrika hingegen, wo AIDS wahrscheinlich seinen Ursprung hat, ist die AIDS-Pandemie eher mit Heterosexualität gekoppelt. Woher stammt nun dieser Unterschied in der Ätiologie der Krankheit? Man muß sich daran erinnern, daß AIDS im Westen wie auch in Afrika nicht so sehr an die Art des sexuellen Verkehrs (hetero- oder homosexuell) gebunden ist, als an die Tatsache, daß in beiden Regionen Promiskuität in einem bisher ungeahnten Ausmaß vorherrscht. Bei dieser Aussage schließen wir selbstverständlich die Ausbreitung von AIDS in aller Welt durch Bluttransfusionen und durch schmutzige, mehrmals gebrauchte Nadeln beim Drogenmißbrauch etc. aus.

Je höher die Anzahl der Sexpartner (homosexuell oder heterosexuell), desto größer ist die Wahrscheinlichkeit der Übertragung einer AIDS-Infektion. Wiederum stellt sich heraus, daß die neue Seuche des 20. Jahrhunderts direkt mit dem ideologisch bedingten Zerfall der Familie und der fehlenden strikten Monogamie in der Gesellschaft gekoppelt ist. Die Chance einer AIDS-Infektion ist *von der Anzahl* der Geschlechtspartner abhängig, homosexuell oder heterosexuell ist dabei nicht maßgeblich, obwohl wir diese Aussage später relativieren müssen. *Die AIDS-Pandemie ist also eine direkte physiologische und pathologische Nebenerscheinung der veränderten Geschlechtsmoralität der heutigen Gesellschaft.* In Wirklichkeit ist sie Ausdruck der Bindung des neuen materialistischen Menschen an seine tierischen Instinkte, statt an die Beherrschung seiner Instinkte durch höhere Moralität. Statt daß der Geschlechtstrieb von unserer Psyche und unserem Geist zu unserem Wohl (körperlich und psychisch) beherrscht wird, herrschen unsere Instinkte hemmungslos über unsere Psyche. Seele und Geist gehen unter der Vorherrschaft des Körpers zugrunde.

Heute steht die Gesellschaft noch am Anfang der AIDS-Pandemie. Da könnte eine Rückkehr zur strikten Monogamie und Enthaltsamkeit die weitere Ausbreitung der Seuche vielleicht etwas eindämmen. Ist aber die Infektion einmal überall verbreitet worden, wird selbst eine Rückkehr zur Monogamie kaum mehr helfen. Denn letzten Endes wird es nur noch wenige Menschen geben, die infektionsfrei sind. Dann werden jene, die sich normal und monogam fortpflanzen, ihre «normalen» Geschlechtspartner noch anstecken. Und sollte es in der Zukunft keinen «normalen» Geschlechtsverkehr mehr geben(!), würde die Menschheit selbst aussterben – es sei denn, daß «Die schöne neue Welt» sich verwirklicht und alle Babys in Schweinsgebärmüttern zur Welt kommen!

Eine Rückkehr zu sexueller Enthaltsamkeit, Monogamie und Verzicht wird aber mit der normalen Kraft eines emanzipierten Menschen kaum mehr möglich sein. Nur eine starke innere oder religiöse Motivierung kann einem Menschen die Kraft geben, «nein» zu sich selbst zu sagen (Jesus Christus in Lukas 14,33). Aber ohne diese innere Motivation scheinen immunologische und chemotherapeutische Methoden (Impfungen etc.) allein die Seuche nicht eindämmen zu können. Bisher ist der Erfolg aller Therapien nicht sehr ermutigend gewesen. Wir werden über die neuesten Versuche in dieser Richtung an geeigneter Stelle berichten.

Warum kommt AIDS oft bei Homosexuellen vor?

Bei dieser Frage müssen wir uns bewußt werden, daß wir nicht von Menschen sprechen, die durch Fixen oder infiziertes Blut bei Transfusionen oder durch den Umgang mit AIDS-Patienten ihre Infektion erworben haben. Es hat auch absolut keinen Sinn, die Tatsache zu leugnen, daß AIDS im Westen durch Homosexualität eingeführt wurde und in den USA und anderen westlichen Ländern zuerst bei Homosexuellen auftauchte. Die Statistik beweist es, auch wenn gewisse politische Parteien und Lobbys diesen Sachverhalt zudecken möchten.

Es gibt AIDS-Sachverständige,[12] die in bezug auf obige Frage folgende Überzeugung vertreten: Bei analem Geschlechtsverkehr dringen Spermien in das Rektum ein und penetrieren die dünnen Wände und kleinen Risse dieses Kanals. Sind die Spermien mit dem AIDS-Retrovirus infiziert, gelangt das Virus auf diese Weise direkt in die Blutbahn des Empfängers der Spermien, was eine AIDS-Infektion zur Folge hat.

Sind andererseits die Spermien nicht AIDS-infiziert, attackieren sie trotzdem das Gewebe des Rektums, mit der Folge, daß das normale Immunsystem von dieser *Spermienattacke* überstrapaziert wird.[13] Die anhaltende Überstrapazierung selbst des gesunden Immunsystems führt zu dessen Schwächung. Die Folge dieser Schwächung durch Überbeanspruchung ist, daß das Immunsystem weniger Widerstand gegen alle Eindringlinge leisten kann, einschließlich des AIDS-Virus.[14] Es ist also nicht verwunderlich, daß praktizierende Homosexuelle gegen AIDS-Infektionen anfälliger sind als Menschen, die keine Spermien ins Rektum bekommen. Das Immunsystem des Homosexuellen ist schon *vor* einer etwaigen AIDS-Infektion geschwächt. Er bekommt somit leichter Infektionen aller Art. Offenbar sind der Körper und sein Immunsystem nicht für eine solche Überstrapazierung durch homosexuelle Praktiken geeignet und ihr auch nicht gewachsen.

Wir fragen uns deshalb, ob das biblische Verbot der Homosexualität (Römer 1,24–28) und Bestialität (3. Mose 20 etc.) physiologisch (und auch psychologisch) nicht sehr wohl begründet ist. Sicher sind diese Verbote nicht willkürlich, sondern durchdacht, denn die Strafen nach der Übertretung der Verbote waren sehr streng. Warum? Offenbar ist Homosexualität ungesund und macht deshalb nicht «gay» («gay» ist der englische Ausdruck für «homosexuell», bedeutet aber ursprünglich «fröhlich»).

Vor 100 bis 200 Jahren waren Syphilis und Gonorrhöe die unheilbaren Geschlechtskrankheiten dieser Zeit – einige der großen Musiker und Künstler sind damals daran gestorben. Diese Krankheiten sind heute mehr oder weniger durch Chemotherapie überwunden. Aber Toleranz und Resistenz treten jetzt wieder auf. Ob man die gleiche Entwicklung bei AIDS haben wird?

Kapitel II

Weitere historische und andere Aspekte

Die Entdeckung des Erregers in Frankreich und in den USA

Bereits im Mai 1983 entdeckte das französische Team von Luc Montagnier am Institut Pasteur das *LAV (das Lymphoadenopathy-Associated-Virus)* ein Retrovirus, das sich als der *AIDS-Erreger* bestätigte und den *ARC (AIDS-Related Complex)* verursacht. Eine kurze Meldung dieser Entdeckung und die Meldungen, die in der wissenschaftlichen Presse erschienen, waren derart vorsichtig gehalten – man wollte damit weitere Forschung anregen –, daß die meisten Naturwissenschaftler sie nur flüchtig lasen, ohne ihre Wichtigkeit zu erfassen.

Am 23. April 1984 gab Margarete Hechler auf einer eigens zu diesem Zweck einberufenen Pressekonferenz des US-amerikanischen Gesundheitsamtes die definitive Entdeckung des AIDS-ARC-Erregers bekannt. Robert Gallo vom National Cancer Institute erklärte, daß er und seine Mitarbeiter ein Retrovirus, das sie als HTLV-III bezeichneten, entdeckt hätten. HTLV bedeutet: «Human T-Cell-Lymphotropic-Retrovirus». Die Bezeichnung AIDS selbst bedeutet «Acquired Immuno Deficiency Syndrome» (zu Deutsch: Erworbenes Immundefekt-Syndrom).

Als die Entdeckung des AIDS-Erregers bekannt wurde, meinte man, es sei nur eine Frage der Zeit, bis man einen Bluttest entwickelt habe – eine Frage von etwa einem halben Jahr – und die Blutbanken der Welt würden wieder so sicher sein, daß sich AIDS durch die Blutkonserven nicht mehr verbreiten würde. Ferner glaubte man, innerhalb von vielleicht weiteren zwei bis drei Jahren einen Impfstoff gegen die AIDS-Krankheit entwickelt und somit ab dieser Zeit die AIDS-Seuche im Griff zu haben. Doch die Wirklichkeit erwies sich in dieser Hinsicht als etwas «unkollaborativ». Denn, obwohl ein AIDS-Antikörper-Test zustandegekommen ist, läßt nicht nur der Impfstoff auf sich warten, sondern auch jegliche andere Art von Therapie (inklusive Chemotherapie).

Viele meinen, Impfstoffe und Chemotherapie sind bisher bei der Bekämpfung der Seuche genau so unkollaborativ geblieben wie die erwünschte Zusammenarbeit zwischen Luc Montagnier und Robert Gallo! Es kam nämlich zu einem recht bitteren, ausgedehnten internationalen Rechtsstreit über AIDS-Patent- und Urheberrechte zwischen dem amerikanischen Staat und dem Institut Pasteur in Paris! Die Franzosen verlangten die Patentrechte auf die Antikörpertests für AIDS, indem sie die Priorität auf diesem Gebiet beanspruchten. Damit waren die Franzosen auch tatsächlich die ersten. Wegen dieses erbitterten Streits um Geld verlor man viel Zeit und noch mehr Geld, das sonst der wissenschaftlichen Forschung zur Verfügung gestanden hätte. Zudem wurde der Forschungseifer gedämpft. Wochenlang mußten die Hauptforscher vor Richtern und Anwälten Aussagen machen. Sie hätten diese lange Zeit viel besser in ihren Laboratorien zugebracht. Außerdem verstehen nur wenige Rechtsanwälte etwas von diesem äußerst komplizierten Fach der Retrovirusforschung.

Klinische Frühارbeit und Beobachtungen (GRID)

K. Altman veröffentlichte in «The New York Times» vom 3. Juli 1981 einen Artikel unter dem Titel «Seltener Krebs bei 41 Homosexuellen beobachtet». «The San Francisco Chronicle» veröffentlichte am gleichen Tag den identischen Artikel unter dem Titel «Krebsausbruch bei Homosexuellen».

Obwohl AIDS als eine medizinische Einheit erst nach 1980 erkannt wurde, waren solche Fälle bereits zwischen 1975 und 1980 als Syndrom registriert worden. Die lange Inkubationszeit des AIDS-Retrovirus bereitete den Forschern bei der ersten Diagnose des ARC (AIDS-Related-Complex) etwas Mühe, denn das Virus kann lange Zeit in der Blutbahn des Patienten liegen, ehe die AIDS-Symptome oder Antikörper zum Vorschein kommen. Man nimmt deshalb an, daß die AIDS-Seuche vielleicht schon ab 1970 in der westlichen Welt vorhanden war. «The Lancet» vom 29. Oktober 1960 berichtete z.B. von einem jungen Mann, der an oralen und analen Geschwüren und dann an einer Pneumocystis und CMV-(Cytomegalovirus)-Infektion sehr schnell starb. Wenn man heute von diesem Fall liest, denkt man sofort an eine AIDS-Infektion.[1]

Zwischen 1976 und 1981 definierte «The Center for Disease Control» (CDC, USA) AIDS als eine Krankheit, die fast ausschließlich unter Homosexuellen vorkommt. Während dieser Jahre war nur ein einziger Fall einer Frau bekannt, die an AIDS litt. 94% der Fälle waren Männer, die entweder homosexuell oder bisexuell waren. Diese Koppelung von AIDS an Homosexualität führte damals zu der Bezeichnung GRID (= Gay-Related-Immuno-Deficiency-Desease).

In den USA setzte in der Folge eine politisch starke Bewegung ein, die die Bezeichnung «GRID» abschaffen wollte, weil AIDS dadurch mit der Lebensweise der Homosexuellen assoziiert wurde. So wurde GRID aus der Literatur verbannt und durch die Bezeichnung «AIDS» ersetzt.

Zu Beginn der AIDS-Epidemie im Westen waren viele Sachverständige der Überzeugung, daß Haiti die Urquelle der Krankheit sei. Aber wahrscheinlich ist das Gegenteil der Fall, denn AIDS wurde auf dem US-Festland vor seinem Auftreten in Haiti festgestellt[2]. US-Homosexuelle, die auf Haiti Urlaub machten, haben die Infektion dorthin verschleppt, denn Haitianer sind gegen AIDS oft resistenter als andere Menschen.

In Europa herrscht eine ähnliche Situation: Homosexuelle Männer waren die Avantgarde, dann breitete sich die Infektion durch die Blutbanken und durch Fixen aus. In Afrika dagegen wirkten die heterosexuellen, aber promisken Männer AIDS-bahnbrechend.

Wie das Retrovirus Menschen – ganz gleich ob Europäer, Afrikaner oder Amerikaner – ursprünglich ansteckte, ist immer noch unbekannt. Man vermutet, daß das AIDS-Virus ursprünglich bei Affenarten (Green Monkeys, Meerkatzen, Cercopithecus) vorkam und von diesen dann auf die Menschen übergriff. Bei den Affen bleibt das Virus relativ harmlos, und andere Tiere scheinen davon auch keine schädigenden Folgen zu erleiden. Oft aber kommt es ganz plötzlich zu Pathogenizität (Krankheitsausbruch), wenn ein Organismus auf einen anderen Wirtsorganismus überspringt. Ein solcher Wirtswechsel kann die Schädlichkeit des Schmarotzers sprunghaft erhöhen. Man ist in gewissen Kreisen der Meinung, daß der sexuelle Mißbrauch des Affen durch Menschen (Bestialität) zur Übertragung des Erregers führte. Andere meinen, daß zur Förderung sexueller Ekstase Affenblut injiziert wurde. Aber dies ist lediglich Spekulation[3].

Seit Mai 1981 waren dem Center for Diseases Control (CDC) in Atlanta, USA, Meldungen zugegangen, die von merkwürdigen Erkrankungen bei Homosexuellen berichteten. So wurden z.B. sonst seltene Lungenentzündungen (Pneumocystis carinii) beschrieben[4]. Pneumocystis kommt fast ausschließlich bei schwer immun-defizienten Patienten vor. Die Tatsache, daß alle Patienten, die an Pneumocystis litten, homosexuell waren, blieb den behandelnden Ärzten nicht verborgen. Der Lebensstil dieser Patienten und die Pneumocystis-carinii-Infektion hingen offenbar zusammen. Die Frage stellte sich: Könnte Homosexualität an sich zu einer Immun-Suppression und so zu Pneumocystis carinii führen?

Dr. Alvin Friedmann-Kien berichtete im *«AIDS Weekly Surveillance Report, US-AIDS Activity Center for Infectious Diseases, CDC»* vom 4.1.85 von ähnlich immun-defizienten Fällen, die das seltene Kaposi-Sarkom (eine Krebsart) aufwiesen. Normalerweise kommt dieses bei jungen Männern sehr selten vor. Doch plötzlich finden verschiedene Ärzte das Kaposi-Sarkom häufiger, und zwar in verschiedenen homosexuellen Kreisen. Könnte Immun-Suppression wiederum die Ursache dieses Krebses sein? Die ersten Fälle sind bereits 1978 beobachtet worden. Auch im Ausland zeigte sich ein ähnlicher Trend, denn schon im Jahre 1981 berichtete Kopenhagen von zwei Patienten, die an einem Kaposi-Sarkom litten[5]. Trotz der geringen Anzahl dieser bekannten Fälle wurde in Amerika die Bildung eines *«Task Force on Kaposi-Sarcroma and Pneumocystis carinii Pneumonia»* durch das CDC veranlaßt. Später wurde diese Kollaboration in *«Task Force on AIDS»* umbenannt und als Teil des US-amerikanischen Public Health Service ausgebaut[6]. Zu den sechs Abteilungen dieses Service gehört auch das Center für Infectious Disease (CID), das für die AIDS-Forschung zuständig ist.

Bald darauf stellte man fest, daß es bei Homosexuellen schlechthin ein vermehrtes Auftreten von Geschlechtskrankheiten gibt. Darmerkrankungen, die von Parasiten verursacht und auch sexuell übertragen werden, erhielten daraufhin die Bezeichnung «Gay Bowel Syndrome» (= homosexuelles Darmsyndrom)[7].

Dr. Alvin Friedmann-Kien stellte fest, daß die meisten Männer, die dieses Syndrom aufwiesen, praktizierende Homosexuelle waren, die oft bis zu zehn und mehr sexuelle Kontakte pro Nacht mit verschiedenen Partnern einzugehen pflegten[8]. Praktiken dieser Art kamen oft bis zu viermal pro Woche vor. Das Immunsystem solcher Patienten war oft stark supprimiert. Was war die Ursache dieser Schwächung des Immunsystems?[9]

Die Replikationsgeschwindigkeit (Vermehrungsgeschwindigkeit) des AIDS-Retrovirus

Das AIDS-Retrovirus vermehrt sich rund tausendmal schneller als die meisten biologischen Organismen, einschließlich der Bakterien[10]. Aus diesem Grund ist eine AIDS-Infektion für den Wirtsorganismus eine absolute Überforderung. So kann das Virus leicht von einer Person auf die andere übertragen werden. Nur ein einziges Virion (Virus) in der Blutbahn kann eine Infektion auslösen[11]. Diese Eigenschaft der schnellen Vermehrung bringt die Möglichkeit der schnellen Mutation des Virus mit sich, was natürlich die Synthese eines Impfstoffes erschwert. Denn jede neue Mutation wird effektiv neue verschiedenartige Subarten von Viren erzeugen, zu deren Bekämpfung wiederum verschiedenartige Impfstoffe und Antikörper benötigt werden[12].

Die hohe Replikationsgeschwindigkeit (Vermehrungsgeschwindigkeit) des Virus bringt die enorme Ansteckungskapazität des Organismus mit sich, wie wir schon gesehen haben: «Es ist wahrscheinlich, daß – wie im Falle vieler virämischer Krankheiten – ein einzelnes Virion (Virus-Partikelchen), direkt in die Blutbahn gebracht, regelmäßig fähig ist, eine Infektion zu verursachen.»[13] Aus diesem Grund werden die kleinsten Nadelverletzungen bei Pflegepersonal usw. imstande sein, eine AIDS-Infektion zu übertragen. Da es aber wahrscheinlich ist, daß gesunde Personen eine längere Inkubationsperiode aufweisen als geschwächte Menschen, wird es länger dauern, bis die Folgen einer Nadelverletzung durch offene AIDS-Symptome sichtbar werden.

Nachdem das Virus in die Blutbahn gelangt ist, dringt es in alle Teile des Körpers ein. Man hat es in folgenden Sekreten und Geweben festgestellt: Plasma, Serum, Speichel, Samenflüßigkeit, Urin, zerebrospinaler Flüssigkeit und im Hirngewebe. In letzter Zeit entdeckte man das Virus auch in Vaginalsekreten und in der Tränenflüssigkeit[14].

Alle diese Gewebe und Sekrete speichern somit das AIDS-Virus. Hinzu kommen noch die endothelialen Zellen, die die Blut- und Lymphgefäße auskleiden, die Hautzellen (Epithel), die Gliazellen des Nervensystems und die Neuronen selbst.

Obige Beobachtungen sind für das Verständnis der AIDS-Pandemie sehr wichtig, denn *sie erlauben, wenigstens theoretisch, die kasuelle Übertragung des AIDS-Virus genauso wie die des Hepatitis-Virus A und die des Influenza-Virus (Grippe).* Aber beim HIV sorgt die lange Inkubationszeit dafür, daß die Übertragung erst spät festgestellt wird. Schließlich muß noch erwähnt werden, daß andere Wissenschaftler (z.B. Dr. Laurence, «Dallas Morning News» vom 7.10.85) der Meinung sind, daß das AIDS-Virus auch im Schweiß vorkommen kann.

Funktion und Attacken des AIDS-Virus

In der Einführung erwähnten wir, daß das AIDS-Retrovirus den menschlichen Organismus über zwei Routen attackiert:

a) Die mittelbare Route - via Immunsystem

Der Weg über das Immunsystem ist der bekannteste und hat dem Virus seinen Namen verliehen. Das Virus greift nämlich gewisse weiße Blutzellen - die T-Helferzellen des Immunsystems - an, die normalerweise anderen Antikörper produzierenden Zellen im Kampf gegen Eindringlinge helfen. Durch diesen Angriff werden die T-Helferzellen geschwächt oder sogar derart beeinträchtigt, daß ihre Kraft verlorengeht. So wird das Immunsystem zerstört. Allerlei Infektionen und Krankheiten, die normalerweise durch das Immunsystem in Schach gehalten werden, treten jetzt auf. Solche Attacken nennt man «opportunistische Infektionen oder Krankheiten».

Diese Tatsache führte zu folgender Feststellung: «Menschen sterben nicht an AIDS, sie sterben an anderen Krankheiten, die sie (wegen AIDS) nicht mehr abwehren können.»[15] Anders verhält es sich bei der unmittelbaren Route.

b) Die unmittelbare Route - nicht via opportunistische Infektionen - «ARC» (= AIDS-Related-Complex)

Dr. J. Seale, der bekannte AIDS-Sachverständige, sagt zu dieser Route der AIDS-Attacke: «Das AIDS-Virus kann direkt töten, indem es Hirnkrankeiten ohne opportunistische Infektionen und Immun-Suppression verursacht.»[16]

Diese Route gipfelt in der Tötung eines Menschen, ohne zuvor sein Immunsystem zerstört zu haben. Durch die progressive Tötung von Hirnzellen und anderen Geweben stirbt mit der Zeit der ganze Mensch. Ein progressiver Hirntod ist die Folge dieser zweiten Route der Virusattacke. Die Tötung hat hier absolut nichts mehr mit Immun-Suppression zu tun. Dieser Aspekt muß betont werden, weil man diese zweite unmittelbare Route im allgemeinen außer acht läßt. Ja, sie wird vielfach nicht einmal zur eigentlichen AIDS-Krankheit gerechnet, sondern als «ARC» bezeichnet, obwohl der gleiche Erreger, das gleiche Retrovirus HIV am Werk ist[17].

Mit anderen Worten, das AIDS-Retrovirus HIV verhält sich sowohl *neurotrop* als auch *lymphotrop*[18]. Es zerstört das Gehirn unabhängig von seiner Wirkung auf das Immunsystem, das es ebenfalls zerstört. AIDS-induzierte Gehirnzerstörung ist ein sehr signifikanter Aspekt des AIDS-Problems. Es entsteht somit ein völlig einseitiger Eindruck, wenn man nur die Fälle zu AIDS zählt, die eine Immun-Suppression aufweisen. Doch gerade diese Diskriminierung praktiziert man heute.. Weist ein Mensch AIDS-Antikörper im Blut auf und es entwickelt sich keine Immun-Suppression, wird gesagt, er sei nicht an AIDS gestorben, obwohl er AIDS-Antikörper im Blut aufwies. Deshalb sei AIDS nicht hundertprozentig tödlich! In Wirklichkeit starb der Patient aber an AIDS-induzierter Hirnzerstörung ohne Immun-Suppression (ARC).[19]

Nicht nur der Engländer J. Seale berichtet von diesem Aspekt der AIDS-Infektion. Das Memorial Sloan Kettering Cancer Center, New York, bestätigt die gleiche Tatsache: «Das Retrovirus, das für AIDS verantwortlich ist, infiziert gewöhnlich auch das Zentralnervensystem.»[20] Die Demenz und die «Senilität», die durch die AIDS-Attacke ausgelöst werden, sind sehr wohl bekannt. Doch zählte die Statistik bis vor kurzem *nur AIDS-Immun-Suppression*, d.h. «Vollbild-AIDS» als AIDS, obwohl Demenz ebenso durch das AIDS-Retrovirus erzeugt wird wie Immun-Suppression.

Die Etappen einer AIDS-Infektion

a) Der Mechanismus einer AIDS-Infektion – die erste Etappe

Das AIDS-Retrovirus HIV dringt durch irgendeine nicht mehr intakte Membran in die Blutbahn ein, zeigt aber keinerlei Symptome einer Infektion. Wenn überhaupt Symptome auftreten, sind es die einer leichten Grippe. Das ist die asymptomatische Etappe der Infektion. Der Zustand kann jahrelang anhalten, der infizierte Mensch bleibt, äußerlich gesehen, vollkommen gesund. Soviel man weiß, braucht er auch lange Zeit keine Antikörper gegen das AIDS-Virus HIV in seinem Blut aufzuweisen. In diesem Stadium der Infektion werden die Spermien, das Blut, die Augen, das Gehirn, die Lungen, die Leber, die Nieren, die Milz und die Lymphknoten vom AIDS-Retrovirus befallen.

Dabei bleibt der Mensch immer noch absolut symptomfrei.[21] Solche symptomfrei infizierte Menschen können aber ihre AIDS-Infektion anderen Menschen unbewußt weitergeben.[22] Zur gleichen Zeit fängt der Körper an, durch verschiedene Sekrete das AIDS-Virus auszuscheiden. Ein Mensch, der einmal mit dem AIDS-Retrovirus angesteckt worden ist, bleibt für andere Menschen eine Gefahr, denn seine Sekrete enthalten das AIDS-Virus. (NB: In letzter Zeit, Frühjahr 1988, sind einige AIDS-positive Menschen wieder negativ geworden. Ob das allerdings ihre Infektiosität ändert, ist noch nicht bekannt.) Dabei muß das Virus direkt in die Blutbahn eines anderen Menschen gelangen, wenn eine Infektion erfolgen soll – das heißt durch Wunden, Risse oder Geschlechtsverkehr. Unvollständig abgedichtete Membranen sind für die Übertragung des AIDS-Virus das *sine qua non*[23].

Eine weitere Folge ist die Tatsache, daß diese einmal infizierte Person andere zeitlebens spezifisch durch Geschlechtsverkehr gefährden kann. Das heißt ganz praktisch: Ohne das Leben seines Partners durch eine AIDS-Infektion aufs Spiel zu setzen, kann der AIDS-Infizierte sexuell nicht mehr tätig sein, denn Kondome bieten bekanntlich keinen absoluten Schutz.

Das CDC faßt diese AIDS-Situation folgendermaßen zusammen: «Jede AIDS-infizierte Person müßte darüber informiert werden, daß sie keinen Geschlechtsverkehr mehr pflegen dürfte, andere Personen nicht mehr küssen sollte, sie dürfte auch keine medizinische oder zahnärztliche Behandlung aufsuchen, denn dadurch gefährdet sie ihre Partner, einschließlich Ärzte und Zahnärzte, die die Behandlung vornehmen.»[24]

Heute meint man, diese Gefahren grundsätzlich durch den Gebrauch von Kondomen gebannt zu haben. Da aber das *Leben* des Sexualpartners potentiell durch den geschlechtlichen Umgang mit einem AIDS-Infizierten gefährdet wird, ist obige Warnung doch sehr ernst zu nehmen, da die *absolute* Zuverlässigkeit von Kondomen bei der Verhütung von AIDS-Infektionen keineswegs gegeben ist. – Das Leben des Sexualpartners hängt aber von dieser absoluten Zuverlässigkeit ab. Auch wenn Kondome das Eindringen von AIDS-Infizierten Spermien oder anderen Sekreten in das Gewebe des Partners absolut verhindern könnten – wenigstens theoretisch gesehen –, könnte die Praxis doch ganz anders aussehen. Man muß nämlich bedenken, daß nicht nur die Spermien infiziert sind, sondern auch andere Sekrete des AIDS-Infizierten, wie *Speichel, Schweiß, Tränen, Blut, Urin etc.* Man überlege nur einen Augenblick, was bei leidenschaftlichem Geschlechtsverkehr vor sich gehen kann, ehe man sich fragt, ob Kondome die Übertragung dieser anderen AIDS-infizierten Sekrete überhaupt verhindern können. Geschlechtsverkehr mit einem AIDS-infizierten Menschen, sei er homo- oder heterosexuell, kann deshalb ein Spiel mit dem Tod sein. Der Austausch von Speichel beim Küssen oder von anderen infizierten Sekreten (wie Schweiß, Tränen) kann lebensgefährlich sein.

Nur die Zeit wird dieses Problem wirklich klären. Bis dahin setzt man das Leben aufs Spiel, wenn man mit AIDS-Infizierten (man denke an die AIDS-Tbc-Kombination!) intim umgeht.[25]

Babys infizierter Eltern sind ebenfalls gefährdet. Dies kann der Fall sein, auch wenn beide Eltern AIDS-symptomlos sind, denn Symptomfreiheit bedeutet keineswegs Infektionsfreiheit.[26] Heute nimmt man allgemein an, daß die Zahl der symptomlos antikörpernegativen und -positiven, aber AIDS-infizierten Personen mindestens hundertmal höher ist als die Zahl der AIDS-registrierten Fälle. Weil der Erreger HIV/HTLV-III/LAV ein Retrovirus ist, würde man natürlich erwarten, daß alle einmal infizierten Menschen lebenslang infektiös bleiben. Es sind jedoch einige positive Fälle 1988 wieder negativ geworden.[27]

b) Die zweite Etappe einer AIDS-Infektion

Diese Etappe beginnt mit dem Auftreten der *ersten Symptome* der Krankheit wie folgt: plötzliche Gewichtsabnahme, nächtliche schwere Schweißausbrüche, anhaltender Durchfall, Anschwellen der Lymphknoten in den Achselhöhlen und in der Leiste, chronische Müdigkeit, die oft von psychischen Episoden begleitet wird.

Dieses Stadium wird oft als ARC (AIDS-Related Complex = AIDS-korreliertes Syndrom) bezeichnet. Es gibt über 50 Variationen von ARC, darunter figurieren Demenz und psychische Störungen, die Senilität vortäuschen.[28]

Als Beispiel zitieren wir folgenden Fall: Ein junger Homosexueller litt an einer paranoiden Psychose – er sagte, er werde einen Unfall bauen, und er habe übermenschliche Kräfte von Gott erhalten. Zeitweise war er ganz kindlich und dann wiederum in sich selbst zurückgezogen. Später wurde er stumm, versuchte, sich vor vorbeifahrende Autos zu werfen, las mit dem Mund Gegenstände aller Art auf und kommunizierte überhaupt nicht mehr mit anderen Menschen. Letzten Endes alternierte er zwischen Aggressivität und Depression, dann hörte er Stimmen (Halluzinationen) und konnte sich auf nichts mehr konzentrieren. Der Patient zeigte keine Spur von Kaposis Sarkoma und auch keine opportunistischen Infektionen oder sonstige Immundefizienz-Krankheiten.

Obige Art von AIDS-induzierter Krankheit mit einem Hauptherd in den Neuronen des Gehirns, ist – nach unseren bisherigen Erfahrungen – irreversibel. *Weil sie aber keine immundefizienzbedingten opportunistischen Infektionen aufweist,* wird sie (Stand Mitte 1987) *nicht als AIDS kategorisiert.* Damit sie als solche qualifiziert wird, muß sie Etappe 3 (vgl. unter c) durchlaufen, d.h. sie muß das Stadium erreichen, das man «Vollbild-AIDS» (voll entfaltete AIDS-Krankheit mit Immun-Defizienz) nennt. Sie muß also opportunistische Infektionen zeigen, die von einem beschädigten Immunsystem herrühren. Alles andere wird nach diesem System der Charakterisierung nicht als «Vollbild-AIDS» bezeichnet! Die Infektionen, die dieses Stadium nicht entwickeln, werden somit aus der AIDS-Statistik eliminiert! (Im Herbst 1987 wurde dies in den USA und später in einigen anderen Ländern geändert.)

Einige AIDS-Forscher sind der Überzeugung, daß es zirka zehnmal mehr AIDS-Patienten gibt, die Etappe 2 (also keine Immun-Suppression) zeigen als solche, die Etappe 3 mit Immun-Suppression (Vollbild-AIDS) aufweisen. So werden Statistik und Charakterisierung der AIDS-Pandemie benutzt, um die wirkliche Lage, medizinisch gesehen, zu beschönigen. Da ARC bis vor kurzem nicht zu AIDS gezählt wurde, ist die heutige AIDS-Statistik viel zu rosig und zu ungenau!

c) Die dritte Etappe einer AIDS-Infektion (Vollbild-AIDS)

Die Grenze zwischen den Etappen b und c ist etwas verschwommen. Bei Etappe c (der dritten und letzten Etappe der terminalen Krankheit) setzen opportunistische Infektionen massiv ein. Infektionen dieser Art kommen auch ohne AIDS-Infektionen vor, aber vor einer AIDS-Infektion hilft das noch intakte Immunsystem des Körpers, die Infektionen abzuwehren. Nach einer AIDS-Infektion steht der Körper solchen sonst relativ kleinen Infektionen absolut hilflos gegenüber und wird davon richtiggehend überflutet. Chemotherapie und andere therapeutische Maßnahmen helfen effektiver, wenn sich der Körper selbst durch das eigene Immunsystem helfen kann. Ist dieses durch AIDS ausgeschaltet, helfen externe Therapien nur wenig.

Was ist nun das Wesen solcher opportunistischer Infektionen? Sie schließen folgende Arten von Krankheiten ein:

Pneumocystis carinii Pneumonia (PCP). Diese Krankheit ist eine Art Lungeninfektion, bei der der Patient leicht außer Atem kommt, an starken Brustschmerzen leidet und bei der der Husten etwas trocken ist (aber kleine Mengen eines weißen Sekretes werden ausgehustet). Der Patient hat das Gefühl, dabei zu ersticken. Normale Therapie gegen bakterielle Lungenentzündungen wirkt bei AIDS-Patienten weniger, weil das vollfunktionelle Immunsystem ganz oder teilweise fehlt.

Kaposis Sarkom (KS). Diese Krebsart ist ein invasiver Hautkrebs. Normalerweise beginnt ein Krebs mit einer einzigen bösartigen Zelle, die dann durch Metastasen andere Organe des Körpers befällt. Hat man bei normalen Krebsarten den primären Tumor chirurgisch oder sonstwie entfernt, ist der Patient (wenigstens theoretisch) vom Krebs geheilt. Beim Kaposi Sarkoma ist die Situation ganz anders. Es entstehen dabei *neue* Krebsherde überall und zur selben Zeit in verschiedenen Organen, und zwar unabhängig von der Metastasierung alter Herde. Diese neuen Herde entstehen in der Lunge, in den Lymphknoten, in der Leber, im Magen, in der Milz und auch im Darm. Selbst auf der Haut entwickeln sich kleine bläuliche Flecken. Am Hals findet man sie, an den Armen, Beinen, um die Genitalien und in der Anusgegend. KS und PCP gehören zu den schrecklichsten Krankheiten, die mit AIDS assoziiert sind.[29]

Candidiasis (Mundfäule). Bei dieser Infektion (die natürlich auch ohne AIDS vorkommt) entstehen weiße Flecken an der Zunge und überall im Mund. Candidiasis wird oft von geschwollenen Lymphknoten begleitet, was eines der ersten Symptome von AIDS sein kann. Diese Pilzinfektion im Mund kann sich von dort aus in die Blutbahn und in das Zentralnervensystem ausbreiten. Therapie ist bei AIDS-Fällen selten erfolgreich – vorübergehend kann man vielleicht etwas Erleichterung schaffen.

Cytomegalovirus (CMV). CMV ist eine Virusinfektion, die die Lungen und oft den ganzen Körper angreift. Diese virale Infektion kann Retinitis und später Blindheit nach sich ziehen. In den USA haben viele Erwachsene eine CMV-Infektion hinter sich, weil sie mit Hilfe ihres Immunsystems die Infektion überwinden konnten. Wenn aber das Immunsystem durch AIDS zerstört worden ist, wird der Körper mit dem CMV nicht mehr fertig. Bei Homosexuellen kommen wiederholt CMV-Infektionen vor, und zwar in den verschiedensten Formen. Homosexualität ist, wie wir vorhin schon gesehen haben – keine gesunde alternative Sexoption!

Herpes simplex (HSV). Diese virale Infektion ist natürlich bei AIDS-Patienten viel gravierender als bei Patienten, die ein normal funktionierendes Immunsystem haben. Bei AIDS-Patienten kann HSV sogar tödlich ausgehen.

Herpes Zoster (HZV) ist der Erreger von Gürtelrose (englisch «shingles»). Bei AIDS-Patienten ist diese Krankheit viel ernster als bei Patienten mit intaktem Immunsystem. Durch HZV bilden sich bei AIDS-Patienten große Blasen aus, die Flüssigkeit verlieren und große schwarze Narben hinterlassen. Ähnliches geschieht beim Mund, bei der Nase und beim Anus (After).

Toxoplasmose (Toxoplasma gandii) und Cryptosporidose. Beide Infektionen werden durch Schmarotzer verursacht, die bei Katzen, Hunden und anderen Haustieren vorkommen. Die Symptome von Cryptosporidose ähneln denen von Cholera. Durchfall bis zu 10 l täglich kann hierbei vorkommen. Bei beiden Krankheiten zeigt eine Therapie nur eine kleine Wirkung, da das Immunsystem nicht mehr voll funktioniert.

Cryptococcose ist eine Pilzerkrankung, die eine diffuse Meningitis hervorrufen kann. Die Symptome schließen Stupor, Persönlichkeitsveränderungen, Kopfschmerzen, Diplopie (doppelte Sicht) und Schwäche der Gesichtsmuskeln ein. Die hier vorkommende Demenz weist eine andere Ätiologie auf als die, die direkt vom AIDS-Virus abstammt.

Obige Beispiele sollen zur Beschreibung der dritten Etappe (Immun-Suppression) einer AIDS-Infektion genügen. Jetzt müssen wir uns den Attacken anderer Viren zuwenden, denn diese können etwas mehr Licht in die Problematik einer AIDS-Infektion bringen.

Parallele Ausbreitung von Hepatitis B und HIV/HTLV-III im Volk

Das US-amerikanische CDC behauptet kategorisch, die Ausbreitung von Hepatitis B und HTLV-III verliefen parallel: «Die Epidemiologie von HTLV-III/LAV-Infektionen ist der von Hepatitis B ähnlich.»[30] Fast überall in der westlichen Welt wird heute behauptet, nicht-sexuelle Kontakte im selben Haushalt stellten keine Gefahr einer HIV/HTLV-III-Infektion dar. Doch wenn die Infektionsweisen von Hepatitis B und die des HTLV-III-Retrovirus durchaus parallel verlaufen, muß diese Behauptung relativiert werden; denn Kontakte im Haushalt sind für Hepatitis-B-Infektionen gefährlich. Am 7. Juni 1985 gab das CDC folgende Regeln zur Verhütung von Hepatitis-B-Übertragung bekannt:

«Die Rolle des Trägers ist für die Epidemiologie des Hepatitis-B-Virus (HBV) zentral... Träger und Personen, die an einer akuten Infektion leiden, haben die höchsten Konzentrationen von HBV im Blut und in anderen Körperflüssigkeiten wie Speichel und Spermien. Die Übertragung von HBV findet perkutan (durch die Haut) und durch die Mucosa (Schleimhaut) statt. Infektiöses Blut oder sonstige infektiöse Körperflüssigkeiten können mittels schmutziger Nadeln oder sexueller Kontakte übertragen werden. Eine *Infektion kann auch durch persönlichen Kontakt wie im Haushalt stattfinden.*»[31]

Wenn nun HBV und HIV/HTLV-III und ihre Übertragungsweisen von einem Körper zum anderen parallel verlaufen, warum sollten im Falle von HBV Haushaltkontakte gefährlich, jedoch für HIV völlig unbedenklich sein?

The Council on Scientific Affairs for the American Medical Association (Rat für wissenschaftliche Angelegenheiten der amerikanischen medizinischen Assoziation) behauptet:

«Die Distribution (Verteilung) von AIDS-Fällen in den USA läßt vermuten, daß das Syndrom von einem infektiösen Organismus verbreitet und ähnlich wie Hepatitis B übertragen wird... Hepatitis B kann durch Schleimhäute sowie Mund- und Augensekrete übertragen werden[32]. Wir schließen also nicht aus, daß neben sexuellem Kontakt auch Kontakte der Schleimhäute beim Küssen etc. zur AIDS-Übertragung führen könnten.»

Aufgrund von Statistiken gelangt man zu der Überzeugung, daß Kontakte innerhalb der Familie zum gleichen Resultat führen könnten: «AIDS kommt bei Kleinkindern und älteren Kindern vor, und zwar auf eine Weise, die vermuten läßt, daß *in utero* oder perinatale Infektion stattgefunden hat. Hier berichten wir über 3 Brüder aus Rwanda und ihre Eltern, die alle T-Zellen-Defizienz und Antikörper gegen HTLV-III/LAV aufwiesen. Die Übertragung war wahrscheinlich von anderen als den sexuellen Routen abhängig...[33]

«The Wall Street Journal» vom 5.8.1985 behauptet, daß Menschen, die unter dem gleichen Dach mit AIDS-Infizierten wohnen, für AIDS 300mal anfälliger sind als die übrige Bevölkerung.

«The JAMA» vom 22.11.1985 (Dr. Fauci) schreibt: «Es gibt indirekte Evidenz dafür, daß jemand, der einer an AIDS leidenden Person ausgesetzt ist, bedeutend anfälliger gegen AIDS ist als andere Menschen. Aber diese Relation ist noch nicht definitiv bewiesen.»

«The JAMA» vom 10.1.1986 brachte außerdem einen sehr interessanten Bericht über Menschen aus dem «Center for Infectious Diseases», die in engstem Kontakt mit Blutern lebten. Die Bluter litten an AIDS, das sie durch verunreinigte Bluttransfusionen bekommen hatten. Zur gleichen Zeit studierte man die Reaktionen von Menschen, die mit AIDS-freien Blutern zusammenlebten. Die Resultate ergaben, daß die Menschen, die mit

AIDS-infizierten Blutern zusammenlebten, bedeutend weniger T-Helfer-Lymphozyten und T-Suppressor-Lymphozyten aufwiesen als diejenigen, die mit AIDS-Antikörper-negativen Blutern zusammenlebten. AIDS-Übertragungstrends scheinen also wirklich denjenigen von Hepatitis B zu ähneln. Hinweise auf Immun-Dysfunktion (wie hier angegeben) könnten darauf hinweisen, daß Frühanzeichen einer AIDS-Virus-Infektion vorhanden sind[34].

Es gilt also nicht als sicher, daß soziale Kontakte mit AIDS-Infizierten in bezug auf AIDS-Übertragung harmlos sind. Das gleiche gilt für Hepatitis B bei medizinischen und zahnmedizinischen Kontakten.[35]

Doch bis heute gibt es keine *registrierten* Fälle von AIDS-Übertragung durch Ärzte, Zahnärzte oder Krankenschwestern. Ein Chirurg, der an AIDS litt, konnte beweisen, daß keiner seiner Patienten AIDS-infiziert wurde[36]. Es kann sein, daß die negativen Resultate bezüglich AIDS-Übertragung daher rühren, daß *die Inkubationsperiode und Antikörperbildung bei AIDS viel länger dauern als bei Hepatitis B.* AIDS-Sachverständige drängen aber darauf, daß der soziale Kontakt mit AIDS-Infizierten *strengstens* überwacht werden sollte[37].

Nach bestehendem Gesetz darf ein Chirurg oder ein Zahnarzt, der AIDS-krank ist (und es weiß), weiterhin invasive Operationen ausführen, ohne den Patienten von dieser Tatsache in Kenntnis zu setzen. Dies gilt sowohl für AIDS-Virus-Träger als auch für Vollbild-AIDS-Kranke (Etappe 3). Eigentlich sollte der *Patient* das Recht haben, zu wissen, ob der behandelnde Arzt AIDS-infiziert ist oder nicht. Dieses Recht hat er aber bis heute noch nicht. Es gibt allerdings Krankheiten, bei denen ein infizierter und weiter behandelnder Chirurg bei seinem Patienten das schriftliche Einverständnis zur Operation einholen muß. Hat der Chirurg z.B. Hepatitis B, könnten seine Patienten angesteckt werden, was nicht angenehm ist, aber sicher weniger Patienten tötet als AIDS. Der Hepatitis-B-Träger darf als Arzt nicht anonym bleiben. Warum gilt im Interesse der Patienten nicht dieselbe Zustimmung im viel schwerwiegenderen Fall von AIDS?

AIDS-Definition erweitert

Wie wir schon erwähnten, wurde bisher die Definition von AIDS zu eng gezogen. Nur «Vollbild-AIDS» (= voll entfaltete HIV-Infektion) mit Immun-Suppression, gefolgt von opportunistischen Infektionen, zählte für die Statistik als AIDS. Demenz (AIDS-Enzephalopathie) und AIDS-Wasting-Syndrome (AIDS-Schwund, Gewichtsabnahme plus Durchfall mit oder ohne Fieber) zählten alle nicht zum «Vollbild-AIDS» und deshalb nicht zu AIDS. Wir empfinden diese Kategorisierung wie bereits erwähnt als nicht logisch.

Die Zeitschrift «Morbidity and Mortality Weekly Report» (MMRR) 36, Zusatz 1S, erweiterte am 1.9.1987 die AIDS-Definition grundlegend und schloß die Arten von AIDS, die keine Immun-Suppression aufweisen, in die Kategorie AIDS mit ein. Demenz (AIDS-Enzephalopathie) und das HIV-Schwundsyndrom gelten ab diesem Zeitpunkt als AIDS schlechthin und erscheinen somit in Vollbild-AIDS-Statistiken. Nach der neuen Definition und den neuen Vorschriften kann diese Diagnose, ohne daß allzuviel Gewicht auf Laborresultate gelegt wird, erhoben werden – solange alle Patienten *einen positiven AIDS-Antikörpertest* aufweisen.

Das Resultat dieser überfälligen neuen Definition ist folgendes: Ein beträchtlicher Prozentsatz (10–15 Prozent mehr) AIDS-Patienten wird jetzt erfaßt. So wird die US-AIDS-Statistik umfassender, und sie wird bedrohlicher aussehen als früher. Damals mußte der Arzt zuerst Immun-Suppression mit opportunistischen Infektionen beweisen, ehe er eine Krankheit als AIDS-bedingt diagnostizieren durfte. Beispielsweise mußte er Pneumocystis carinii und HIV zusammen beweisen. Jetzt darf der Arzt aufgrund einer Bruströntgenaufnahme P. carinii diagnostizieren; die anderen Tests (außer Antikörpertest) sind nicht mehr erforderlich. Die gleichen Überlegungen gelten für Demenz (AIDS-Enzephalopathie), für CMV (Cytomegalovirus) und für KS (Kaposis Sarkom).

HIV-2 in Europa

Luc Montagnier berichtet (New Scientist vom 3.9.1987, S. 29), daß er schon 35 Fälle von HIV-2 in Frankreich kennt, 30 in Portugal, 2 in der BRD, 2 in Schweden und 1 in Norwegen. In Großbritannien gab es bis jetzt keine solchen HIV-2-Fälle. Alle HIV-2-Fälle betrafen Afrikaner oder Patienten, die Kontakte mit Afrika gehabt hatten.

Die Inkubationsperiode für HIV-2 kann viel länger sein als für HIV-1. Es wäre deshalb möglich, meinte Montagnier, daß viele Menschen in Europa schon mit HIV-2 infiziert sind und es nicht wissen.

Einige praktische Beispiele der heutigen AIDS-Verschleierungs-Taktik (des AIDS-«Cover-up»)

Wie wir bereits gesehen haben, ist die AIDS-Pandemie teilweise ein Resultat des Zusammenbruchs der Familie, des Verlustes von ethischen Werten und moralischen Folgen sowie einer totalen Sexemanzipation. Religiös-bedingte Sex-Begrenzungen gelten heute direkt als rückständig. Dagegen gilt Sexemanzipation als «fortschrittlich» und als eine Errungenschaft heutiger Ideologien. Ein promiskes Leben ist, so lehrt man in gewissen «progressiven» Kreisen, normal und physiologisch bedingt und hat nichts mit Religion zu tun. So wie man essen und trinken muß, so müssen auch die Sex-Instinkte voll ausgelebt werden können, wenn man *sich selbst verwirklichen* will. Durch diese Art von Propaganda wird natürlich Sexemanzipation zu einer politischen Errungenschaft. *Gegen* Promiskuität darf man heute nichts mehr sagen, und Religion ist irrelevant. Aber religöse Richtlinien müßten doch recht relevant sein, wenn sie helfen können, vor AIDS-artigen Seuchen zu bewahren!

Homosexualität, lesbische Liebe und auch die Abtreibung entspringen den Gedanken der Sexemanzipation und sind heutige Normen, die legalisiert sind. «Mein Bauch gehört mir» ist zum politischen Slogan geworden und bedeutet, daß das werdende Kind kein Recht auf sein Leben hat, wenn die Mutter es anders entscheidet. Homosexuelle aber auch lesbische Paare wurden verschiedenerorts schon in der Kirche «getraut», und zwar in Kirchen, die als christlich gelten und die trotzdem die drei genannten Praktiken, zumindest pro forma, akzeptieren, obwohl die Bibel sie verbietet. AIDS ist ganz sicher mit Promiskuität gekoppelt (egal ob hetero- oder homosexuelle Promiskuität). Wie nun, wenn AIDS und Promiskuität Errungenschaften des Sittenwandels sind, hervorgebracht durch die neue politische Ideologie? Wenn einige Früchte dieser Revolution tödlich sind – Vollbild-AIDS ist 100 Prozent tödlich –, dann müßte diese Revolution selbst als tödlich erklärt werden, weil sie das Überleben der menschlichen Rasse in Frage stellt. Die biblischen Gesetze wären in jedem Fall keine Zwangsjacke, sondern ein verborgener Schutz gewesen.

Wenn aber die neuen Revolutionäre sehr oft antichristliche oder zumindest antireligiöse Materialisten sind, müßte man dann nicht eher erklären, daß ihre Sex-Revolution in Wirklichkeit dem Menschen feindlich gesinnt ist und letztlich nicht sein Wohl sucht und bringt? Führt nun dieses promiske Leben ins Verderben und nicht zum Heil, müßte man die Revolution mitsamt ihrer «Fortschrittlichkeit» als Rückschritt erklären. Darf man das aber tun? Würde die «Progressivität» durch eine solch völlig neue Erkenntnis nicht ihr Gesicht verlieren?

Es wird erklärt, daß die Folgen dieser «progressiven» Lebensweise eigentlich nicht gefährlich seien, solange man «Safer Sex» praktiziere. Die konsequente Anwendung von Kondomen (Präservativen) würde den intimen Kontakt ungefährlich machen. Andere Kontakte, sozusagen die Begleiterscheinungen des intimen Kontaktes (Zungenküssen usw.) werden ebenfalls als ungefährlich bezeichnet. Weiter wird behauptet, daß AIDS durch soziale Kontakte nicht übertragen werden könne. Ein ganzer Feldzug wurde diesbezüglich entwickelt, der zu einem Teil von manchen Regierungsämtern und zum andern von Teilen der Presse geführt wird. AIDS wird so durch die Kondom-Lösung völlig verharmlost.

Folgendes wird im Widerspruch zu den Entdeckungen propagandistisch neutraler Naturwissenschaftler ganz spezifisch propagiert[38]: Zuerst wird der Zusammenhang zwischen AIDS und homosexueller Promiskuität verwischt. Als man vor einigen Jahren entdeckte, daß Homosexualität oft mit gewissen intestinalen Symptomen assoziiert war, nannten die Ärzte, wie bereits erwähnt, diese Krankheit «Gay Bowel Syndrome» (GRID = Gay-Related Intestinal Disease). Eine Krankheit, die direkt mit Homosexualität gekoppelt war, wurde als solche ehrlich kategorisiert. Homosexualität machte also krank. «Aber wir haben das Recht, homosexuell zu sein, bitter erkämpft», sagten die neuen Ideologen. Sofort entstand deshalb eine neue «Lobby» in den USA, um die errungene homosexuelle Freiheit zu schützen. Ergo: «gay» sein (gay = fröhlich – so nennen sich die Homosexuellen) darf nicht krank machen. Also mußte die Bezeichnung «GRID» verschwinden, denn «GRID» wies genau auf die krankmachenden Umstände hin. Unter dem politischen Druck der Homosexuellen wurde die Bezeichnung «GRID» tatsächlich eliminiert. Die Bezeichnung sei diskriminierend, denn Homosexualität mache «gay» und deshalb keineswegs krank. Ein neuer Name, «AIDS», der neutraler ist, wurde erfunden und gewählt – die Bezeichnung «immun-suppressiv» in AIDS ist ungewichtet. (Man muß wiederum bedenken, daß «Immun-Suppression» heutzutage nicht einmal die Haupteigenschaft des Virus darstellt.) Homosexualität dürfte mit keiner Krankheit assoziiert werden, denn jede Assoziation würde ja Diskriminierung bedeuten. Homosexualität wird also als *gesunde, normale* Sex-Alternative propagiert! Pathogen darf sie nicht sein.

Bei den meisten epidemischen Krankheiten darf der Arzt die notwendigen Tests durchführen, um die Diagnose sicherzustellen und die Ausbreitung einer ansteckenden Krankheit zu verhindern. Auch wenn ein Mensch z.B. das Hepatitis-B-Virus in sich trägt und es ausscheidet, darf er nicht mit Nahrungsmitteln umgehen. Er darf nicht in Kolonialwarengeschäften arbeiten, denn die Infektion ist gefährlich, und das Publikum muß davor geschützt werden. Gemeinnutz geht vor Eigennutz, ist die Parole. Kein Mensch käme hier darauf, dies als Diskriminierung anzusehen. Die Medizin machte schließlich diese Tests notwendig, und das ist selbstverständlich.

Nicht aber bei AIDS, der Krankheit, die ursprünglich promiskuitätsbedingt ist. Promiskuität ist nach den Prinzipien der neuen Sexrevolution unser aller Recht. Es wird gelehrt, sie sei gesund und normal. Deshalb müssen die pathologischen Folgen dieser Revolution unbedingt verdeckt werden. Man darf also bei AIDS-gefährdeten Gruppen keine routinemäßigen AIDS-Antikörpertests durchführen. Die Resultate solcher Tests dürfen nicht bekanntgegeben werden. Man darf AIDS-Träger nicht diskriminieren, d.h. sie gegebenenfalls unter Quarantäne stellen. Sie müssen überall arbeiten können (auch in Lebensmittelgeschäften, in Krankenhäusern, als Ärzte usw.); sie dürfen wegen AIDS aus keiner Arbeit entlassen werden, obwohl die Ansteckungsgefahr in bestimmten Bereichen ganz sicher vorhanden ist.

Die englische Gewerkschaft TUC (deren Präsident Mr. Scargill ist), verlangte Mitte September 1987 am englischen Radio 4, daß niemand *aus irgendeiner Arbeit* entlassen werden dürfe, nur weil er AIDS-Träger sei. Man muß sich wirklich fragen: Was hat eine rein politische Organisation wie TUC mit Fragen der medizinischen Bekämpfung einer tödlichen Pandemie zu tun? Wer würde je daran denken, auf die TUC-Behörde zu hören, wenn diese über die Bekämpfung von Hepatitis B pontifizieren wollte? Doch in bezug auf AIDS darf sie mitreden, wie sie will, und niemand beklagt sich darüber, denn AIDS ist mit einer Sex-Ideologie gekoppelt, die zum Ziel hat, altbewährte sittliche Werte aus dem Sattel zu heben. Die politischbedingten Beschlüsse einer TUC sind leider außerstande, medizinischen Erfolg bei der Bekämpfung einer rein pathologischen Pandemie zu erzielen.

Wenn man anfängt, das AIDS-Syndrom als eine teilweise medizinische Konsequenz einer ideologisch bedingten promisken Sex-Revolution zu verstehen, hat man damit die politisch-ideologische Errungenschaft der Sex-Emanzipation in Frage gestellt. Eine Frucht dieser Revolution (AIDS) hat sich als faul erwiesen! Das darf man unter keinen Umständen leugnen! Doch genau das tut die homosexuelle Lobby! Was ist also der nächste Schritt? Die Sex-Revolution muß – ohne AIDS – und unter allen Umständen weitergehen! Jetzt wollen wir, wie bisher, Promiskuität, jedoch ohne AIDS. So gelangt man zur einfachen Erklärung, ein promiskes Sexleben sei ungefährlich – solange Kondome (Präservative) verwendet werden. Die Sex-Revolution darf unter keinen Umständen angetastet werden, nicht einmal unter AIDS-Gefahr!

Wir zitieren nachfolgend einige Punkte aus der Propaganda, die bewußt oder unbewußt eingesetzt wird, um Promiskuität ohne AIDS beizubehalten und fassen das Ganze in einer Tabelle zusammen:

Informationen über AIDS: Der Unterschied zwischen Tatsachen und Propaganda

Propaganda	*Tatsachen*
Bis heute erkrankten in der Schweiz sehr wenige Menschen an AIDS. Ende Dezember 1985 zählte das Bundesamt für Gesundheitswesen etwa hundert AIDS-Kranke. Sie gehören praktisch alle zu gefährdeten Bevölkerungsgruppen. Weltweit kennt man gegen 22000 Erkrankte.[39] AIDS bedroht hauptsächlich Menschen, die gewisse bekannte Risiken eingehen.[42] Bis heute zeigen etwa 2–9% der Angesteckten die Zeichen der eigentlichen AIDS-Krankheit, d.h. lymphotrope Symptome. Andere leiden unter schweren Entzündungen in der Lunge, im Darm und im	Dr. Dani Bolognesi bezeugte am 22.7.85 vor dem US-Kongreß (Duke University Medical School), *daß 2 Millionen US-Bürger AIDS-infiziert seien und Vollbild-AIDS entwickeln könnten.*[40] 10–20 % der AIDS-Infizierten werden AIDS (Vollbild, Etappe 3 lymphotrop) entwickeln – *38000 allein in den USA*. Diese Zahl schließt ARC (AIDS-Related Complex, neurotrop) *nicht* ein.[41] Das AIDS-Virus ist heute so weit verbreitet (1–2 Millionen Amerikaner sind infiziert), daß alle Menschen, die promisk leben, gefährdet sind. Da die Inkubationsperiode für

Propaganda

Hirn oder an einer sonst seltenen Art von Hautkrebs (Kaposi-Sarkom). Die voll entfaltete AIDS-Erkrankung endet fast immer mit dem Tod des Betroffenen.[44]

Tatsache

AIDS so lang ist, sind im Prinzip alle Menschen, die fremde Bluttransfusionen erhalten (Blut, in dem nicht alle Viren vernichtet worden sind), gefährdet. Die Zahl der AIDS-Infizierten verdoppelt sich jedes Jahr.[43]

AIDS ist nicht mehr das Problem anderer Leute... Die AIDS-Krankheitsrate wird nicht «flacher». 1986 sind mehr Menschen mit AIDS diagnostiziert worden als in den Jahren 1978–1985. Unglücklicherweise gab es für das Publikum einen ununterbrochenen Feldzug von Desinformation über AIDS von Bundesgesundheitsämtern und Medien. Die AIDS-Krankheit ist am 1.9.87 neu definiert worden – so daß man vom «eigentlichen AIDS» nicht mehr sprechen darf.[45] Die neue Definition wird ARC unter AIDS unterbringen, so daß die 2–9% Voll-AIDS-Erkrankungen des Prof. Roos jetzt belanglos sind.

Die Krankheit wird nicht über Speichel oder Tränen übertragen... Ein Ansteckungsrisiko besteht ... fast ausschließlich bei intimen Kon-

Hepatitis B- und AIDS-Viren werden durch nahen, nicht-sexuellen Kontakt mit infizierten Wunden leicht übertragen, besonders durch Kontakt

Propaganda	*Tatsachen*
takten mit Menschen, die bereits Virusträger sind... Zungenküsse sind vermutlich nicht Ursache einer Infektion mit dem AIDS-Virus, obwohl dies oft behauptet wird.[46]	mit Geschwüren und Schürfungen – oder durch den Austausch von Blut, Organen, Blutprodukten oder Serum von anderen Menschen. Theoretisch ist der Austausch von Speichel oder anderen infizierten Sekreten gefährlich.
Etwa acht Wochen nach einer Ansteckung (Infektion) bildet der Körper Abwehrstoffe gegen das AIDS-Virus... Diese können mit einem speziellen, jedoch einfachen Labortest im Blut festgestellt werden.[47]	Die lange Inkubationsperiode des Virus – einige Wochen bis zu 10 Jahren – zeigt, daß die Infektion mit dem AIDS-Virus einige Jahre vor 1970 begann.[48] Die Inkubationszeit kann viel länger sein als acht Wochen. Roos macht aber nicht klar, daß Blut, das innerhalb der Inkubationsperiode keine AIDS-Antikörper aufweist, doch infektiös sein kann. Solches Blut, obwohl getestet und als AIDS-negativ befunden, kann eine tödliche AIDS-Infektion auslösen, selbst wenn besondere Verfahren zur Beseitigung von HIV angewendet wurden. AIDS-Infektionen nach Transfusion von behandeltem Blut beweisen diese Tatsache.
Bei den allermeisten Tätigkeiten des täglichen Lebens besteht kein Ansteckungsrisiko. Alle zwischenmenschlichen	Das AIDS-Virus befindet sich im Plasma, Serum, Speichel, in den Tränen, der Spermienflüssigkeit, im Urin, der zere-

Propaganda	*Tatsachen*
Kontakte mit AIDS-Infizierten sind ungefährlich und risikolos, wenn auf Intimkontakte verzichtet wird. Durch Händeschütteln, Umarmungen oder Begrüßungsküsse kann sich niemand anstekken.[19] Durch Husten und Niesen von AIDS-Infizierten wird das Virus nicht übertragen.[50] Der gemeinsame Gebrauch von Geschirr, Bettwäsche und anderen Gegenständen des täglichen Lebens ist risikolos.[52]	brospinalen Flüssigkeit, im Gehirngewebe, in vaginalem Sekret und in Neuronen. Weiter findet man das AIDS-Virus in epithelialen (Haut-)Zellen. Letztere Tatsache bedeutet, daß alltäglicher kasueller Kontakt das Virus weitergeben könnte. Hepatitis B- und Grippe-Viren werden ebenfalls so weitergegeben.[51] Schweiß kann auch infiziert sein und die Viren deshalb theoretisch durch Wunden und Geschwüre weitergegeben werden.
Das AIDS-Virus kann nicht über Nahrungsmittel weitergegeben werden.[53] Blutspenden und Blutempfangen ist ungefährlich. In der Schweiz wird jede Spende getestet. Blutkonserven mit positiven Antikörperbefunden werden weder zur Transfusion noch zur Herstellung von Blutpräparaten verwendet.[54] Alle Konsultationen und Eingriffe beim Arzt, Zahnarzt oder im Spital, ebenso der Besuch beim Coiffeur oder der Kosmetikerin sind gefahrlos. Die an all diesen und anderen Orten getroffenen Desinfektionsmaßnahmen reichen aus,	Wie kommt es dann, daß viele Bluter ihre Infektion gerade durch Bluttransfusionen von getestetem Blut im Krankenhaus erhielten? Das AIDS-Virus kann im gespendeten Blut sehr oft vorkommen, ohne daß Antikörper vorhanden sind – die lange Inkubationszeit sorgt dafür. Besondere Verfahren sind erforderlich, um Blut ohne Antikörper virusfrei zu machen. Weil dies nicht früh genug erkannt wurde, wurden viele Empfänger von Bluttransfusionen – die keine Antikörper aufwiesen – AIDS-krank. Allgemeine Erklärungen wie die gegen-

um das AIDS-Virus mit Sicherheit unschädlich zu machen.[55]

überliegende dürften von keiner Behörde stammen. Sie unterminieren mit Recht jegliches Vertrauen. Es ist einfach nicht wahr, wenn behauptet wird, daß Husten und Niesen bei AIDS-Patienten risikolos seien. Wo AIDS/Tuberkulose-Infektionen vorliegen, werden Tbc-Bakterien *und* auch AIDS-Viren in großen Mengen ausgehustet, die durch Tbc-bedingte Risse in der Schleimhaut nicht nur theoretisch, sondern in der Praxis, infektiös sind. Tuberkulose sieht man oft in homosexuellen Kreisen, die Tbc/AIDS-Infektionen und AIDS aufweisen. Ärzte und Zahnärzte, die Hepatitis-B-Träger sind, müssen sich schützen oder auf ihre Praxis verzichten. Es ist unvorsichtig und auch unwahr zu behaupten, Blutspenden und Blutempfangen sei nicht AIDS-gefährlich. Hören wir, was Robert Schwab, ein homosexueller Aktivist, der an AIDS im Sterben lag, sagte: «Wir hatten die Idee, daß, wenn nicht genügend Gelder für die AIDS-Forschung zur Verfügung gestellt würden, alle homosexuellen Männer Blut spenden sollten (um die

Blutbanken zu verseuchen). Alles ist erlaubt, um die nationale Aufmerksamkeit auf uns zu lenken, – auch wenn es bis zum *Blutterrorismus* kommt»[57]. Auf diese Weise könnte man die Blutbanken verseuchen, was durch Reinigungsprozesse schwerlich wieder zu beheben wäre. Viele homosexuellen Männer sind AIDS-infiziert, *zeigen aber noch keine AIDS-Antikörper,* weil die Inkubationsperiode so lange ist. Die Verfahren zur Tötung von Viren im Blut sind nicht 100%ig sicher, so daß ein *Blutterrorismus* durchaus möglich wäre.

Krankenbesuche und die Pflege von AIDS-Kranken sind ungefährlich. Kontakte zwischen Kindern und AIDS-Infizierten sind ungefährlich. Der Kontakt mit Haustieren führt zu keiner Ansteckung mit AIDS.[56]

Da es möglich wäre, daß AIDS ursprünglich eine Infektion von Green Monkeys (= Meerkatzen, Cercopithecus) war, die dann auf Menschen übergriff, ist nebenstehende Information etwas problematisch.

Neben der bereits erwähnten Infektionsgefahr, vor allem des Pflegepersonals, bei der Tbc/AIDS-Kombination sei auch folgender Bericht zitiert: «Die internationale Forschung ist beunruhigt, daß drei Krankenschwestern, die sich in den USA mit größeren Mengen HIV-infizierten Blutes bespritzten, aber nicht verletzten, positiv wurden. Bei 500 Kollegen hatte ein ähnliches Mißgeschick jedoch keine Folgen... In England infizierte sich eine ältere Frau mit Ekzemen an den Händen bei der Pflege ihres AIDS-kranken Nachbarn; in den USA eine Mutter, vermutlich an den blutigen Stühlen ihres Kindes, das bei einer Darmkorrektur eine Transfusion mit dem Virus erhalten hatte. Deshalb sind alle Kinderkrankenschwestern angehalten worden, beim Wickeln positiver Kinder Gummihandschuhe zu tragen.»[58]

Das englische Radio 4 berichtete am 13.9.87, daß die AIDS-gefährdete Bevölkerung nach einer in letzter Zeit durchgeführten Umfrage ihre sexuellen Praktiken in keiner Weise geändert habe. Die Furcht vor AIDS hat die Betroffenen nicht «eingeschüchtert», sie leben einfach weiter wie früher, ganz gleich, ob sie daran sterben oder nicht.

Noch etwas *Propaganda*, diesmal nicht von einer Behörde:

Folgendes *Märchen* wird verbreitet: «AIDS-Viren werden außerhalb des menschlichen Körpers zerstört, und *für eine Ansteckung braucht es große Mengen von Viren.*»

Die Naturwissenschaft sagt dazu: «Die enorme Vermehrungsfähigkeit des AIDS-Virus ermöglicht eine Invasion selbst durch die kleinsten Mengen des Virus. Nach Dr. John Seale ist es möglich, daß, wie das bei virämischen Krankheiten überhaupt der Fall ist, ein einziges Virion (ein Viruspartikelchen) direkt in die Blutbahn gegeben, eine Virusinfektion hervorruft.»[59] Ist ein einziges Virion «eine große Menge»?

Politische Aktivisten haben die gesellschaftliche Struktur des intimen Lebens und der Familie geändert. Die Promiskuität hat die Monogamie verdrängt. Die medizinischen wie auch die moralischen Konsequenzen werden nun in AIDS sichtbar. Jetzt versuchen dieselben Aktivisten, bewußt oder unbewußt, einige Folgen ihrer Revolution zu bagatellisieren. Deshalb beeinflussen sie die erwähnte Art von Propaganda, um sich selbst und ihre Ideologie zu schützen, ganz gleich welche weiteren Konsequenzen auch daraus folgen mögen.

Daß AIDS nicht nur ein medizinisches, sondern auch ein politisches Problem geworden ist, geht klar aus der Fußnote einer Broschüre hervor, die das Bundesamt für Gesundheitswesen im Herbst 1987 an alle Schweizer Haushaltungen sandte. Hier das Zitat: «Das Bundesamt für Gesundheitswesen und die ‹AIDS-Hilfe› Schweiz garantieren, daß die Namen und Adressen, die sie für Informationsbestellungen erhalten, in keiner Weise weiterverwendet, gespeichert oder an Dritte weitergeleitet werden. Die Bestellscheine werden nach der Ausführung der Bestellung vernichtet.» Das ist sehr richtig, doch ist die Notwendigkeit dieses Schutzes ein Beweis dafür, wie politisch das AIDS-Problem geworden ist. Bei einer Hepatitis-B-Epidemie war es nicht notwendig, solche Maßnahmen zu ergreifen, denn sie hatte nicht direkt mit der politischen Moral zu tun. Sie blieb ein rein medizinisches Problem. AIDS ist, weil die Krankheit mit dem *politisch bedingten* Zusammenbruch der öffentlichen Sexualmoral gekoppelt ist, zum ausgesprochen politischen und moralischen Problem geworden.

Kapitel III

Das HIV (Das Retrovirus) HIV-Infektion: Inzidenz und Wesen

Inzidenz einer HIV-Infektion unter angehenden jungen Soldaten und Mädchen, die sich beim US-Militär zum Dienst in den Streitkräften melden

Donald S. Burke et al. berichten über das Vorkommen von AIDS-Antikörpern unter jungen Männern und Mädchen, die sich zum Dienst beim US-Militär melden.[1] Burke et al. arbeiteten während 6 Monaten (Oktober 1985 bis März 1986) und testeten 306061 junge Männer und Frauen, die sich zum Militärdienst meldeten, jedoch noch nicht als Soldaten oder Dienstpersonen aufgenommen waren. Sie alle wurden u.a. auf den HIV-Antikörper getestet, und zwar nach der Western (immune) Blot Reaktivität.

Von diesen 306061 getesteten jungen Menschen erwiesen sich 460 Fälle HIV-Antikörper-positiv. Das heißt, daß 1,5‰ bereits mit dem HIV-Kontakt gehabt hatten. Dabei zeigten Personen schwarzer Rasse eine höhere Infektionsrate als Menschen kaukasischer Rasse. Männer waren eher infiziert als Frauen, und je älter, desto größer war die Wahrscheinlichkeit eines positiven HIV-Antikörpertests.

Burke erklärt, daß die durchschnittliche Inkubationszeit zwischen Infektion und Vollbild-AIDS ca. 4–5 Jahre beträgt (vgl. Roos).[2+2a] Diese Zeit kann aber länger sein.[3] Burke fand, daß 61% der entdeckten Fälle von AIDS in den USA auf nicht hispanische Weiße fielen, 24% auf nicht-hispanische Schwarze und 14% auf Hispanische. Die unkorrigierten Anfälligkeitsraten waren unter Schwarzen am höchsten und unter Weißen am tiefsten. Die Hispanischen lagen zwischendrin. Die Anfälligkeit stieg mit der Bevölkerungsdichte. Dieser Befund bestätigte, daß AIDS am häufigsten unter Schwarzen vorkam, denn sie stammten meist aus dicht besiedelten Gebieten. Trotzdem treten immer neue AIDS-Infektionen jetzt überall – in allen dicht wie schwach besiedelten Gebieten der USA auf. In Gebieten mit hoher AIDS-Anfälligkeit sind junge Frauen fast so oft infiziert wie junge Männer.

Das AIDS-Virus HIV-I selbst

(Volle Bezeichnung = Human Immunodeficiency Virus, oder Lymphadenopathy Associated Virus, LAV, oder Human T-Cell Lymphotropic Type III, HTLV-III, oder AIDS Related Virus, ARV)

AIDS wurde bekanntlich 1981 zuerst beschrieben, und hat seitdem eine epidemische Ausbreitung erreicht. Im Jahre 1986 waren in den USA 38000 Fälle bekannt, und 90% der Patienten starben innerhalb von 3 Jahren nach dem Auftreten von Vollbild-AIDS.

Zwischen 1–2 Millionen Amerikaner sind mittlerweile mit dem AIDS-Virus infiziert. Das Public Health Service (USA) rechnet für die Vereinigten Staaten mit 270000 aktiven Fällen bis 1991. Außerhalb der USA sind es Tausende von Europäern und vielleicht Millionen von Afrikanern, die HIV-positiv sind.

Das Virus selbst besitzt eine fetthaltige Hülle, und sein Durchmesser beträgt etwas mehr als 100 nm. Ein zylindrisches, dichtes Nukleotid, das Kern-Eiweiße, genomische RNS und das Reverse-Transkriptase-Enzym enthält, liegt vor, was HIV als Retrovirus charakterisiert. HIV ist jedoch ein einzigartiges Retrovirus, denn es besitzt mindestens 5 zusätzliche Gene neben den Standardgenen für Retroviren, dem *gag*-, *pol*- und *env*-Gen, die für Kernproteine, Reverse Transkriptase und Hüllen-Eiweiße

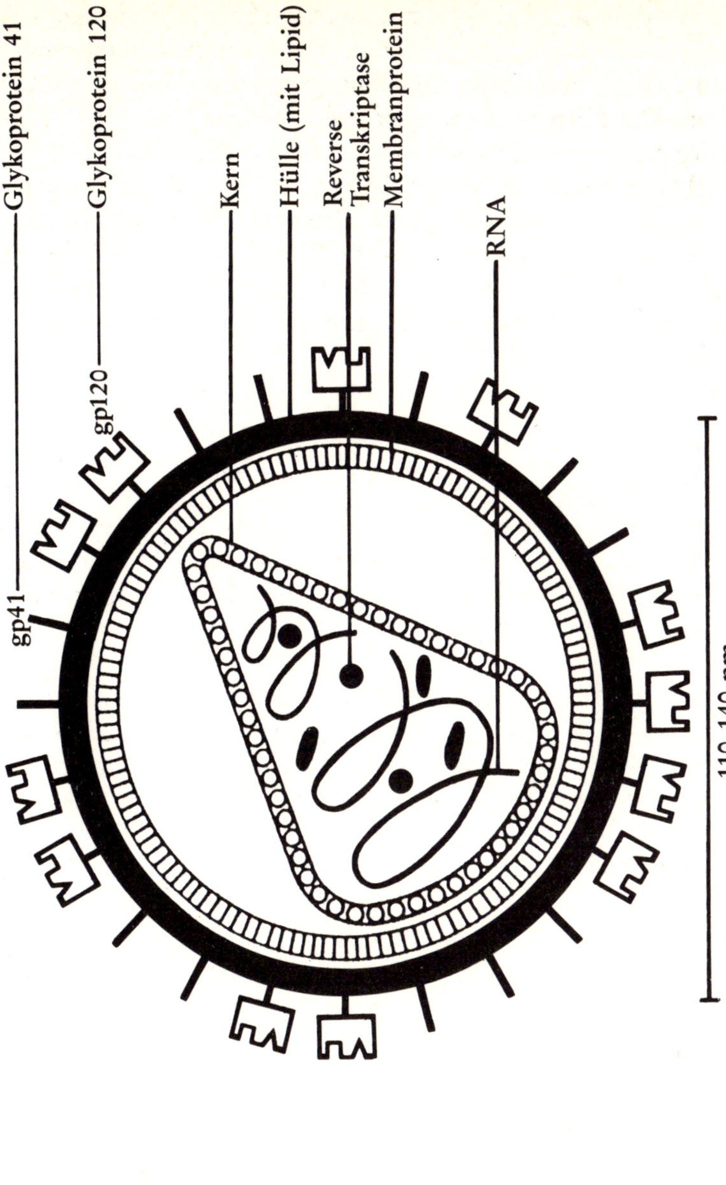

Abb. 1: HIV (AIDS)-Virus

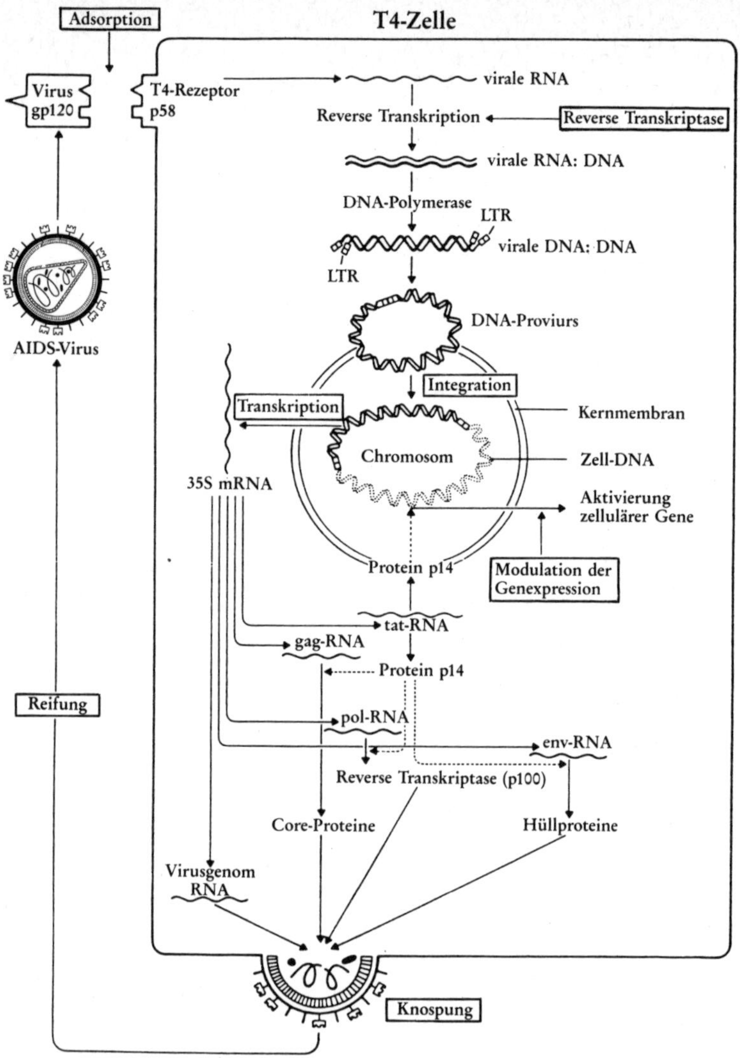
Adsorption
T4-Zelle
Virus
gp120
T4-Rezeptor
p58
virale RNA
Reverse Transkription
Reverse Transkriptase
virale RNA: DNA
DNA-Polymerase
LTR
virale DNA: DNA
LTR
AIDS-Virus
DNA-Proviurs
Integration
Transkription
Kernmembran
Chromosom
Zell-DNA
35S mRNA
Aktivierung
zellulärer Gene
Protein p14
Modulation der
Genexpression
tat-RNA
gag-RNA
Protein p14
Reifung
pol-RNA
env-RNA
Reverse Transkriptase (p100)
Core-Proteine
Hüllproteine
Virusgenom
RNA
Knospung

Abb. 2

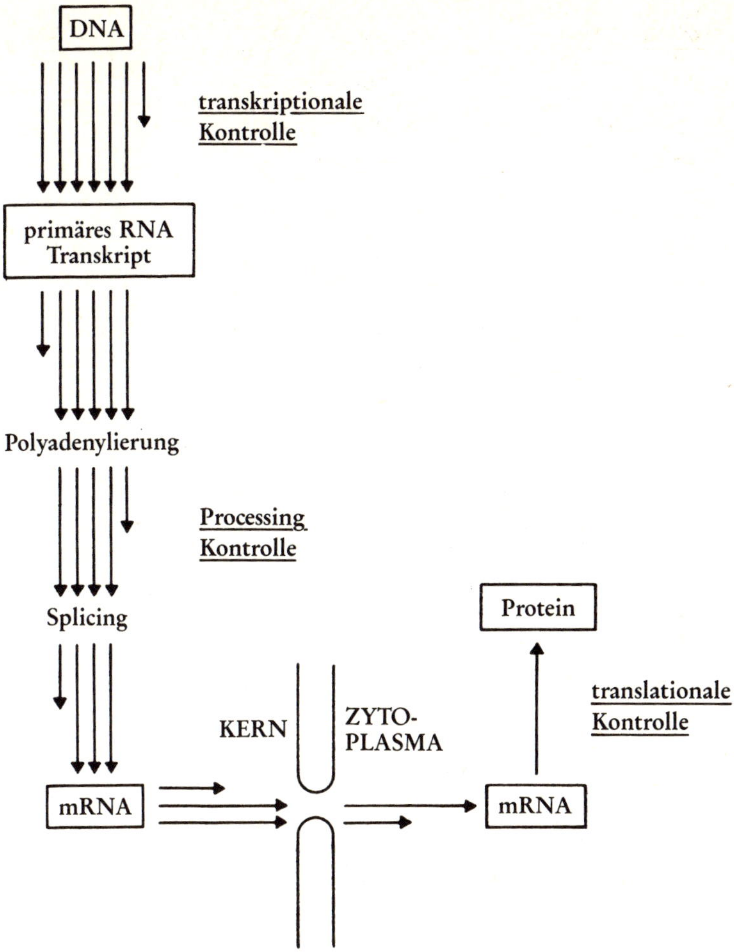

Abb. 3: Kontrollsysteme, die die Genexpression in vielzelligen Eukaryonten (wie beim Menschen) regulieren. Die Anzahl der Pfeile soll die Vielfalt der RNA-Transkripte darstellen.

codieren. Zwei Gene, die Multiple-Exone *tat* und *trs/art* sind wahrscheinlich als post-transkriptionale Regulatoren der HIV-Synthese notwendig, denn inaktiviert man *tat* oder *trs/art*, so findet keine Virusreplikation statt. Zwei andere Gene, *sor* und *3' orf* sind beide funktionell, denn ihre Eiweißprodukte sind *in vitro*, und Antikörper im Serum infizierter Personen vorhanden. Ihre genaue Rolle bleibt vorläufig unbekannt (siehe Abb. 1).

HIV ist mit einer Gruppe von zytopathischen Retroviren (Lentiviren) verwandt. Zu dieser Gruppe gehören Visna Virus und Caprine (= Ziegen) Arthritis Encephalitis Virus, die beide die Fähigkeit besitzen, chronische neurodegenerative Prozesse in Schafen und Ziegen hervorzurufen. Ein drittes Virus dieser Art, auch ein Lentivirus, ist der Erreger von infektiöser Anämie (Blutarmut) bei Pferden. HIV scheint auch nahe verwandt zu sein mit Simian (= Affen) T-Zellen lymphotropischem Virus Typus III (STLV-III), ein Virus, das eine Art AIDS bei Affen hervorruft. Eine andere Gruppe von Lentiviren (HIV-2/LAV-2 oder HTLV-IV) ist bei Westafrikanern isoliert worden. HIV-2/LAV-2 ist mit Immundefizienz assoziiert und ergibt ein klinisches Syndrom, das dem von HIV-I ähnlich ist. HTLV-IV wurde ursprünglich bei senegalesischen Prostituierten isoliert. Das Virus ist STLV-IV derart ähnlich, so daß man der Meinung ist, es bräuchte kein unabhängiges Isolat zu sein. Es könnte ein Beispiel einer Affeninfektion bei Menschen sein. Abbildung 2 zeigt die sogenannte evolutionäre Verwandtschaft unter Retroviren. Abbildung 3 zeigt die Kontrollsysteme, die bei vielzelligen Eukaryonten die Genexpression regulieren.

Wie das HIV angreift

HeLa-Zellen (menschliche zervikal-epithelial-Carcinoma-Zellen) exprimieren das T4-Antigen nicht und sind gegenüber einer HIV-Infektion resistent. Inseriert man aber das T4-Gen in die HeLa-Zellen, werden sie von HIV infizierbar. Die so infizierten HeLa-Zellen bilden dann Riesenzellen (= Syncytia) mit vielen Zellkernen, die nicht sehr lange überleben. Dies bedeutet, daß das T4-Molekül der Rezeptor für HIV ist, denn HeLa-Zellen können von HIV nur infiziert werden, nachdem das T4-Gen eingefügt worden ist.

Weitere Angriffsmethodik des HIV

Nachdem sich das HIV an die Zielzelle gebunden hat (wie oben beschrieben für die HeLa-Zelle), schlüpft das HIV in die Zelle und verliert seine Hülle. Die genaue Methodik dieses Eintritts vom HIV in die Wirtszelle ist bisher nicht näher untersucht worden – man weiß nur, daß der Eintritt über das T4-Gen geschieht. Es handelt sich also um eine rezeptorvermittelte Endozytose. Einige Forscher sind jedoch der Meinung, daß der Eintritt von HIV durch eine Verschmelzung der HIV-Hülle mit der Zellmembran geschehen kann.[4]

In der nächsten Etappe wird das genomische RNS mit Hilfe der Reverse-Transkriptase in DNS umgewandelt. Das so entstandene DNS wird anschließend in das Genom der Zelle aufgenommen und in das DNS der Wirtszelle integriert. Eine beträchtliche Menge des HIV-DNS wird nicht in das Zytoplasma integriert. In diesem Stadium bleibt der Zyklus der HIV-Replikation restringiert – bis eine Aktivierung stattfindet. *In vitro* kann diese Aktivierung durch mitogenische, antigenische oder durch allogenische Stimulierung stattfinden. Aber *in vivo* geschieht sie anders: Andere Pathogene sind starke Stimulatoren der Replikation, z.B. Cytomegalovirus, Hepatitis-B-Virus oder Herpes Simplex Virus. Man beachte hier vor allem, daß Semen, Blut oder Allotransplantationen (allografts) die Vermehrung von sonst ruhenden HIV auslösen können. Aus diesem Grund kann Semen im Rektum (bei anal-rektalem Sexualverkehr, bei Homosexualität) «schlafende» HIV-Infektionen plötzlich zum Ausbruch bringen.[5]

Nach dieser Aktivierung findet Transkription statt. Darauf beginnen Eiweiß-Synthese, Eiweiß-Spaltung und Glykolysation. Virale Eiweiße und genomisches RNS werden dann an der Zelloberfläche zusammengestellt, und fertige Virione durch Knospen gebildet. (vgl. Abbildung 3).

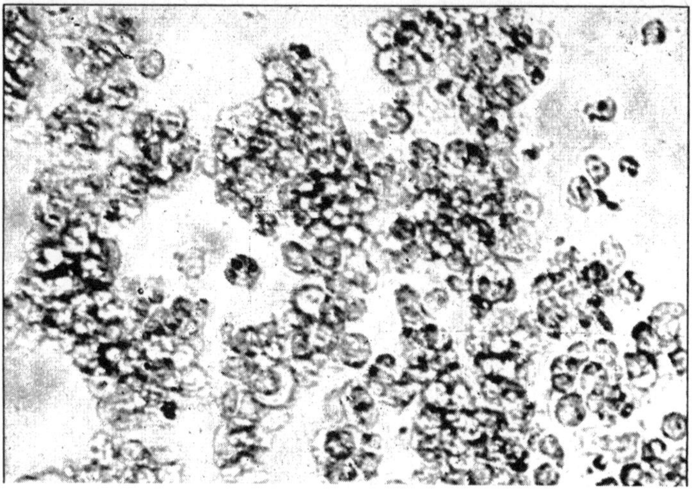

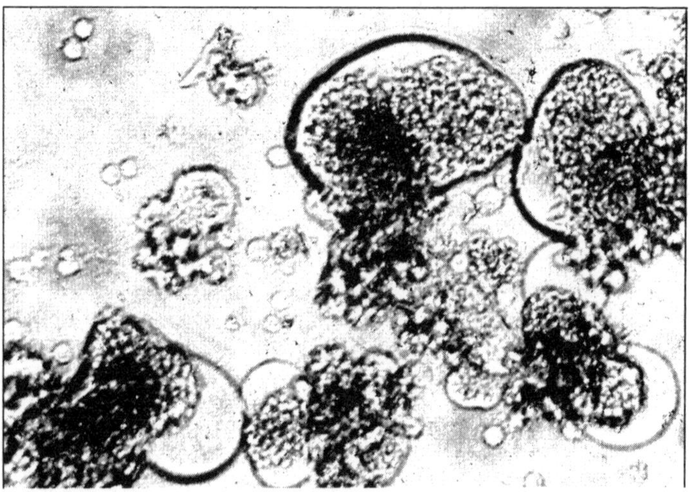

Abb. 4: Infizierte Zellen: Ein Grund für die rückläufige Zahl der T-Helferzellen mag die Bildung von «Riesenzellen» mit mehreren Kernen sein, genannt Syncytia (unten).
Normale Zellen: (oben) bilden Syncytia, wenn sie mit einzelnen HIV-infizierten Zellen vermischt werden.

Sobald die HIV-Replikation begonnen hat, wird die T4+-Zelle getötet, wobei man nicht genau weiß wie. Die Frage bleibt auch offen, ob eines der 5 neuen Gene bei HIV in dieser Tötung eine Rolle spielt. *tat* und *trs/art* sind beide post-transkriptional tätig – oder sie sind transkriptionale Regulatoren, was vermuten läßt, daß sie bei der Tötung der T4+-Zellen nicht aktiv sind.[6] Es gibt zudem keinen Beweis dafür, daß *sor* oder *3' orf* bei der Tötung der T4+-Zelle aktiv wären.

Man nimmt an, daß die Akkumulierung von nicht integrierten HIV-DNS den Mechanismus der Zelltötung darstellt. Für das T4-Molekül ist klar, daß es nicht nur beim HIV-Tropismus eine wichtige Rolle spielt, sondern auch bei der zytopathischen Wirkung vom HIV.

Auch die HIV-Hüllen könnten bei der Tötung der T4+-Zellen eine wichtige Rolle spielen. Der Mechanismus dieser Tötung (die für die Letalität des HIV so wichtig ist) geht wahrscheinlich via Fusion von Zelle zu Zelle. Diese wiederum resultiert in Multinukleatzellen oder Synzytien (vgl. Abbildung 4). Das Zytoplasma schwillt zu ballonartigen Strukturen auf, die dann innerhalb eines Tages sterben. Diese Synzytien bestehen sowohl aus infizierten, als auch aus nicht-infizierten T4+-Zellen.[7] Lifson et al. zeigte, daß Synzytienbildung nach bloßer Einführung des *env*-Gen in T4+-Zellen stattfand. Das gleiche Verfahren produzierte bei T4-Zellen keine Synzytien. Das T4-Molekül ist also zur Fusion (Synzytien) notwendig. Und diese Synzytienbildung ergibt einen Tötungs-Mechanismus sowohl infizierter als auch nichtinfizierter Zellen. Derselbe kann für die Tötung de T4+-Zellen nicht maßgebend sein, denn normale peripherale Blutlymphozyten werden durch eine HIV-Infektion *in vitro* getötet, auch wenn die Synzytienbildung rar ist.

Wenn T-Zellen zuerst mit den HIV infiziert oder durch die humane T-Zelle in Leukämie (Typ 1) verwandelt werden, dann entsteht eine produktive Cytomegalovirus-Infektion. Cytomegalovirus und unvorbereitete T-Zellen ergeben nur eine abortive Infektion. Wir haben auf die Tatsache der Notwendigkeit einer vorangehenden Cytomegalovirus-Infektion hingewiesen, ehe eine HIV-Infektion aktiv werden kann. Diese Tatsache nennt man «Enhancement» (= Verstärkung). Sie nimmt eine wichtige

Rolle bei der Entwicklung von klinischem AIDS nach anfänglicher Infektion ein.

Der T4+-Lymphozyt ist eine Schlüsselzelle im Immunitätsprozeß. Mit Monozyten und Makrophagen, zytotoxischen T-Zellen, natürlichen Tötungszellen und B-Zellen ist die T4+-Zelle zentral im Immunsystem. Deshalb ist eine bloße Herabsetzung der Anzahl T4+-Zellen für die immunologische Defizienz gravierend. Diese Defizienz führt schließlich zu lebensbedrohenden opportunistischen Infektionen, die für AIDS maßgebend sind.

Gewisse Populationen von Monozyten und Makrophagen entwickeln das T4-Antigen ebenfalls, und neue Studien[8] haben gezeigt, daß sowohl Monozyten als auch Makrophagen vom HIV infiziert werden können. Normale Monozyten und Makrophagen aus Blut können von HIV *in vitro* infiziert werden. Aber Monozyten und Makrophagen sind gegenüber Synzytien-Bildung und -Tötung relativ resistent, was ebenfalls bedeutet, daß Monozyten und Makrophagen eine Virusinfektion länger speichern. Dieses Reservoir würde dann für die Infektiosität des Wirtsorganismus sorgen.

Erhöhte Freilassung von Interleukin-1 oder des Faktors für Tumor-Nekrose könnte die chronischen Fieberstöße von AIDS erklären, denn endogene Pyrogene, die von Monozyten erzeugt werden, kommen vor. Der Tumor-Nekrosefaktor wirkt auch sehr stark katabolisch und könnte für die Pathogenese von AIDS-Kachexie verantwortlich sein (bekannt als Slim Disease (= Schwundkrankheit) in Afrika.[9]

Die infizierten Monozyten könnten dazu dienen, HIV bis ins ZNS (= Zentral-Nervensystem) zu transportieren.[10] Ungefähr 80–90% aller AIDS-Patienten weisen bei der Autopsie neurologische Anomalien auf: Störungen wie Toxoplasmose, Kryptokokkose und primäres Lymphom des ZNS. Abgesehen davon kommen zudem subakute Enzephalitis, vakuolare Myelopathie, «aseptische» Meningitis, nebst peripherer Neuropathie vor. Subakute Enzephalitis (AIDS-Enzephalopathie oder Demenz-Komplex) stellt z.B. die häufigste neurologische Komplikation dar. Diese AIDS-Komplikation ist durch schlechtes Gedächtnis, Unfähigkeit sich zu konzentrieren, Interesselosigkeit und psychomotorische Retardierung gekennzeichnet. In 80% der Fälle entwickeln sich diese Symptome schnell und enden in «Full-Blown-Dementia (=Vollbild-Demenz) Complex» innerhalb eines Jahres.[11] Diese Veränderungen sind ätiologisch von Shaw et al.[12] als Folge der HIV-Infektion im Gewebe bewiesen worden. Ho D.D. et al. und Levy et al. haben das HIV vom Hirngewebe und von der zerebrospinalen Flüssigkeit isoliert.[13] Die Menge des vom Gehirn isolierten Virus war oft größer als jene, die man vom Blut und anderem Gewebe isolieren konnte. Diese Befunde bestätigen, daß das AIDS-Lentivirus die Ursache der Veränderungen war, denn sie stimmen mit den Befunden bei anderen Lentiviren (Visna Virus, Caprine [= Ziegen] Arthritis Enzephalitis Virus und STLV-III) überein. HIV ist also nicht nur lymphotrop, sondern auch stark neurotrop. Das ZNS dient dem Virus als Reservoir.

Die erwähnten Daten erlauben uns, den Ablauf einer AIDS-Infektion wie unter Abbildung 2 zu schematisieren:

HIV infiziert die peripheren Monozyten, die dann dazu dienen, das Virus durch die Blut-Hirn-Schranke ins zentrale Nervensystem zu transportieren. Das HIV repliziert sich in Monozyten und Makrophagen. Es ist möglich, daß diese infizierten Zellen dann proteolytische Enzyme freisetzen, die den neuralen Zellen gegenüber toxisch sind. Diese Hypothese wird durch den Umstand bestätigt, daß nekrotoxische Zentren fast immer von Makrophagen und Lymphozyten infiltriert sind. Es wurden aber zur Zeit auch andere Postulate rege besprochen... Die Permeabilität der Blut-Hirn-Schranke müßte irgendwie so gestört worden sein, daß die beobachteten Dysfunktionen auftreten. Es schein jedoch ziemlich klar zu sein, daß die direkte HIV-Infektion von Neuronen kein wichtiger Mechanismus bei der Auslösung von subakuter Enzephalitis ist. Man ist heute der Meinung, daß das menschliche Gehirn T4-Rezeptoren zum Ausdruck bringen kann[14] und daß normale Gliazellen in vitro vom HIV infizierbar sind. Weitere Forschung auf diesem Gebiet wird den genauen Infektionsmodus feststellen müssen.

«Einmal mit dem AIDS-Virus infiziert – für immer infiziert?»

«Bei einmal infizierten Personen bleibt die AIDS-Infektion lebenslänglich.» Dies glaubte man noch vor wenigen Monaten (März 1988). Inzwischen sind einige positive Patienten negativ geworden. Ob dieser Umstand etwaigen «falschen» Positiven zuzuschreiben ist, weiß man nicht.

Verschiedene Eigenschaften vom HIV bedingen die erhöhte *Persistenz* des Virus:

1. HIV ist ein Retrovirus. Das DNA, das durch Transkription aus dem Virus-RNA hervorgeht, wird in die Wirtsgenetik integriert. Aus diesem Grund ist es sehr schwierig, das HIV zu entfernen oder zu töten, ohne dabei das Wirtschromosom zu schädigen.

2. Man hat *in vivo* Restriktion vom Visna-Virus beobachtet. Das gleiche Phänomen hat man auch beim HIV festgestellt. In infizierten Personen wird sehr wenig zellfreies Virus gefunden. Weniger als 0,01% der zirkulierenden Lymphozyten erzeugen feststellbare Quantitäten von HIV-m-RNA. Deshalb scheint es, daß der Hauptanteil des Virus im Körper latent und daher für Immun-Clearance nicht zugänglich ist. Monozyten und Makrophagen sind verhältnismäßig resistent gegenüber der zytolytischen Wirkung vom HIV. Deshalb könnten Monozyten und Makrophagen als Reservoirs für HIV dienen.

Es existiert eine ziemlich große genom-bedingte Diversität in HIV-Isolaten. Die große Variabilität bei den verschiedenen Mutationen vom HIV findet man in der äußeren Hülle von Glykoprotein. Diese verschiedenen Formen machen eine immune Erkennung unmöglich, was der viralen Persistenz natürlich dient. Aus diesem Grund werden einfache Vakzinen gegen HIV kaum wirksam sein. Es gibt aber bis heute keinen Beweis dafür, daß das Immunsystem die Varianten nicht erkennen würde. Die Variabilität vom HIV könnte durch Irrtümer bei der Reverse-Transkriptase entstehen, worauf eine funktionelle Selektion stattfindet. Die retrovirale Reverse-Transkriptase weist eine Irrtumsrate auf, die viel größer ist als jene, die man bei eukaryontischen DNA-Polymerasen beobachtet. Diese Reverse-Transkriptase-Irrtümer werden dann durch die zytolytische Art vom HIV vergrößert. Viele Infektionsrunden sind das Resultat, wobei jede Runde viele Reverse-Transkriptionen benötigt.

Andere Retroviren, besonders die transformierenden Typen, benötigen weniger Runden von Reverse-Transkription und zeigen deshalb weniger Heterogenität. Die HIV-Variationen sind natürlich lebensfähig, solange ihre Mutationen nicht-lebenswichtige Funktionen des Virus angreifen. Deshalb liegen auch die hypervariablen Gebiete bei HIV hauptsächlich in der äußeren Glykoproteinhülle des Organismus, die kaum von wichtiger funktioneller Bedeutung ist. Die Hauptfunktion dieser Gebiete liegt entweder im T4-Molekül, das eben die Bindung zur Zelle bedingt, oder in der Einleitung der Bindung Virus-zu-Zelle- oder Zelle-zu-Zelle-Fusion.[15]

Schutz vor AIDS und anderen Seuchen durch Kondome (Präservative)?

In einigen europäischen Staaten wie auch in einigen einflußreichen US-Kreisen, wird der AIDS-Schutz in Form von Kondomen (Präservativen) propagiert. Wie sicher sind nun Kondome angesichts des letalen Ausganges einer Infektion durch HIV während des Geschlechtsverkehrs? Wir bringen hier einige Zitate aus dem authentischen lexikalischen Kompendium der Medizin «AIDS»[16], herausgegeben von der bekannten Wellcome Foundation, die in der AIDS-Forschung sehr aktiv ist und das Zidovudin (Azidothymidin) entwickelte:

«‹Kondom› – genannt nach dem englischen Arzt Dr. Condom, der dieses mechanische Verhütungsmittel im 17. Jahrhundert einführte. Das Kondom bietet ebensowenig perfekten Schutz vor ungewollter Empfängnis wie vor Geschlechtskrankheiten. Der Pearl-Index (= Anzahl ungewollter Schwangerschaften auf 1200 Anwendungsmonate, d.h. 100 Frauen wenden die Methode an), liegt für das Kondom bei 8–15; für Rhythmusmethoden (z.B. Knaus-Ogino) wird ein Wert von 14–32 angegeben. Immerhin belegen verschiedene Untersuchungen, daß die Verwendung von Kondomen mit einer statistisch signifikanten, aber geringen Inzidenz sexuell übertragbarer Erkrankungen assoziiert ist. Gleitmittel sollen außen aufgetragen werden: sie sollen wässerig sein, Gleitmittel auf Paraffinbasis können das Kondom porös machen... HIV-infizierte Frauen sollten sowohl ein Kondom zur Infektionsprophylaxe als auch ein *sicheres* Verhütungsmittel (Pille) verwenden.»

Das Kondom bietet also keinen hundertprozentigen Schutz gegen eine tödliche Krankheit wie AIDS. Im Gegenteil, durch seine Anwendung zur AIDS-Verhütung spielt man also, statistisch gesehen, mit dem Leben. Dürfen die Gesundheitsminister verschiedener Länder so mit ihrer Bevölkerung umgehen, indem sie den Gebrauch von Kondomen als «Safer Sex» hinstellen?

Kapitel IV

Homosexuelle und andere sexuelle Praktiken Die Stabilität des AIDS-Virus

Der Mechanismus der Ausbreitung der AIDS-Pandemie

In den USA fand man in den 80er Jahren ca. 75% aller AIDS-Infizierten in Kreisen der männlichen Homosexuellen. In Afrika war dies nicht der Fall. Dort findet man die AIDS-Pandemie auch heute noch meist unter promisken Heterosexuellen. In Europa zeigte uns die Statistik bis 1986, daß über 85% aller AIDS-Infizierten Homosexuelle waren. In letzter Zeit hat sich der Prozentsatz zugunsten der Fixer etwas verschoben. Es gibt natürlich verschiedene Ausnahmen, die dieses Bild der Epidemiologie verwischen: z.B. die Komplikation, daß AIDS-Infizierte oft nicht ausschließlich das AIDS-Retrovirus tragen. AIDS-Infizierte werden gleichzeitig von anderen infektiösen Organismen befallen und zeigen die bekannten opportunistischen Infektionen. Unter dieser Rubrik finden wir Mykobakterium tuberculosis humani und auch Schmarotzer, die sonst fast ausschließlich Haustiere wie Hunde und Katzen befallen. Mit Hilfe des Immunsystems wird der menschliche Körper im Normalfall mit diesen letztgenannten Infektionen fertig. Wenn aber sein Wirtsorganismus immun-defizient ist, können allerlei Schmarotzer wuchern.

Es liegt im Wesen der analen Homosexualität, daß der Homosexuelle, der den Samen gibt, mit Fäzes (Kot) des passiven Partners in Kontakt kommt, so daß der Samengebende durch den

Kot seines Partners infiziert werden kann. Zum Aspekt der analen Homosexualität müssen wir einiges sagen.

Männliche Homosexuelle praktizieren das, was früher «Sodomie» genannt wurde, d.h. analen Verkehr, der an die Stelle des normalen heterosexuellen penis-vaginalen Koitus tritt. Heute hat sich die Bedeutung des Wortes Sodomie geändert und bedeutet Unzucht mit Tieren. Wie wir schon erwähnt haben, kann rektaler Verkehr die Wände und Schleimhäute des Rektums verletzen, weil es nicht für die Reibung des Geschlechtsverkehrs gebaut ist. Die rektalen Wände sind dünn, so daß sie dem Druck eines Penis nicht standhalten können. Die Vaginawände dagegen sind vielschichtig und halten Druck aus. Zudem sind sie mit einer dicken Schleimhautschicht versehen, die für die Gleitfähigkeit während des Verkehrs sorgt. Beim analen Geschlechtsverkehr entstehen also leicht rektale Verletzungen, und blutiges Gewebe wird mit Fäzes (Kot) vermischt.

Diese Verletzungen bieten einen «idealen» Nährboden für die Übermittlung von Viren und anderen Infektionen. Wenn noch dazu Hämorrhoiden in der Aftergegend vorhanden sind, werden diese auch verletzt und blutig, so daß der Transfer von Infektionen aller Art möglich wird. Es sollte bekannt sein, daß Fäzes allerlei Möglichkeiten zur Übertragung bakterieller Infektionen bieten, so daß es nicht weiter verwunderlich ist, wenn Homosexuelle mit vielerlei Kot-Infektionen belastet werden. Noch dazu sind solche oft durch Kontakt mit Spermien immun-defizient, so daß sie sich gegen diese Infektionen nicht wehren können.

Wenn nun der anale Schließmuskel (Sphinkter) durch Geschlechtsverkehr dazu noch verletzt wird und so Infektionen weiterleiten kann, wird bei analem Verkehr der passive Partner leicht anal inkontinent. In Badeanstalten und Privathäusern können deshalb Fäzes mit Blut und Sekret vermischt auf Bänken und Toiletten vorhanden sein. Solche Verunreinigungen sind nicht bloß unhygienisch, sie können direkt gefährlich werden, denn Homosexuelle leiden oft, wie erwähnt, an Immun-Dysfunktion, die von den Attacken der Spermien im Rektum herrührt. Ärzte und Pflegepersonal, die Homosexuelle pflegen müssen, kennen diese Art Inkontinenz sehr gut. Kann nun

AIDS mittels anderer Infektionen verbreitet werden? Dazu gibt es zwei Meinungen:

Die einen glauben, daß keinerlei Gefahr einer AIDS-Epidemie durch kasuelle Ansteckung dieser Art bestehe, weil das AIDS-Virus angeblich außerhalb des Körpers fragil sei.

Die anderen lehren, daß HIV außerordentlich widerstandsfähig sei und deshalb eine zufällige Infektionsgefahr auch für AIDS bestehe.

Wir lassen beide Seiten dieser Debatte jetzt zu Worte kommen: Professor Roos[1] schreibt in seiner Broschüre: «Das Virus kann außerhalb des Körpers gar nicht lange existieren, so daß keine Gefahr kasueller Ansteckung mit AIDS existiert.» Und das Lexikalische Kompendium der Medizin[2] sagt: «Für eine erfolgreiche Übertragung der HIV-Infektion müssen zwei Voraussetzungen erfüllt sein: 1. Es braucht den Kontakt zu einem Medium, in dem sich das Virus lebensfähig erhalten kann (z.B. Blut); 2. Das Virus oder die infektiöse Körperflüssigkeit muß aktiv in den Organismus eindringen bzw. eingebracht werden. Dieser Bedingung wegen ist es also praktisch unmöglich, sich im täglichen Leben mit HIV zu infizieren: Das Virus ist außerhalb des menschlichen Organismus nur unter sehr artifiziellen Bedingungen (z.B. im Labor in speziellen Zellkulturen, aber auch in Blutkonserven) stabil, keineswegs auf Türklinken, Stethoskopmembranen, auf Handflächen oder an Abendmahlkelchen lebensfähig; die Infektion ist daran gebunden, daß der Erreger lebendig in den Organismus eindringen kann. Dies ist in folgenden Situationen möglich: Geschlechtsverkehr, Transfusion verseuchter Blutkonserven, gemeinsame Benutzung desselben Injektionsbesteckes bei Fixern, Organtransplantation bei einem infizierten Spender, heterologe Insemination mit nicht getesteten Pool-Spermien, intrauterine Infektion, Nadelstichverletzung bei der Blutentnahme.

Es ist zur Zeit nicht klar, ob überhaupt und wenn ja, in welchem Maße der Erreger über Schleimhäute in den Organismus eindringen kann: Die epidemiologischen Daten sprechen dagegen, daß unversehrte Schleimhäute eine häufige Eintrittspforte sein können. Allerdings muß hier ein vermeidbares, zumindest psychologisch existentes Restrisiko gesehen werden, so daß folgendes gilt: Intensives Küssen ist nicht ohne Infektionsrisiko. Bei Zahnbehandlung, Endoskopie und Operation sollten Mund und Augen geschützt sein.

Das Virus ist außerhalb des menschlichen Organismus nicht länger lebensfähig als für eine unmittelbare Übertragung von Mensch zu Mensch Zeit benötigt wird. Eine Ausnahme stellen lediglich unter schonenden Bedingungen konservierte Körperflüssigkeiten dar.

Als allgemeine Regel kann gelten: HIV ist prinzipiell auf den gleichen Wegen übertragbar wie das Hepatitis-B-Virus, aber HIV ist um ein Vielfaches empfindlicher und daher schwerer übertragbar.»

Soweit die Zitate aus dem Lexikalischen Kompendium der Medizin, herausgegeben von der renommierten Wellcome Foundation. *Das Kompendium zitiert keine Literatur als Quellen der angegebenen Information!*

Es gibt auf der anderen Seite eine Schule, die entgegengesetzter Meinung ist. James Slaff und Brubaker[3] berichten von folgenden Laborexperimenten mit HIV: «Das AIDS-Virus ist im Gegenteil zu oben zitiertem außerordentlich stabil. Denn das HIV-Retrovirus bleibt – auch wenn getrocknet – während 9–15 Tagen bei 20°C aktiv. In diesem Punkt scheint HIV stabiler zu sein als andere Retroviren, die außerhalb des Körpers leicht ihre Aktivität verlieren. Das heißt, um ganz spezifisch zu werden, daß Toilettensitze, die von fäkalen Massen verunreinigt wurden, bei Zimmertemperatur (20°C) von 9 bis 15 Tagen infektiös bleiben könnten.»

F. Barre-Sinoussi et al.[4] geben uns folgende spezifische zusätzliche Daten zum Problem der Stabilität des HIV-Retrovirus: «... HIV ist in folgenden Körperflüssigkeiten isoliert worden: Blut, Samen, Speichel und Tränen. Die Gegenwart von HIV im Speichel war für uns der Anlaß, die Möglichkeit einer Übertragung von AIDS durch den Speichel zu untersuchen. Deshalb untersuchten wir die Stabilität von HIV bei Zimmertemperatur außerhalb des Körpers... Das Virus wurde bei Zimmertemperatur 0, 2, 4 oder 7 Tage sich selbst in einem verschlossenen Rohr überlassen ... oder in einer Petrischale in ausgetrocknetem Zustand offengelassen. Nach diesen Zeitperioden wurde das Virus gebraucht, um stimulierte T-Lymphozyte zu infizieren. Virale Produktion wurde in zellfreier Flüssigkeit mit Hilfe von Reverse Transkriptase Aktivität zweimal wöchentlich bestimmt. *Die so gewonnenen Daten beweisen die ungewöhnliche Aktivität und Stabilität von HIV. Zwischen 0, 2 oder 4 Tagen gab es keinen signifikanten Verlust an HIV-Aktivität. Nach 7 Tagen gab es eine kleine Senkung der Aktivität, die schließen läßt, daß einige wenige infektiöse Partikelchen nach 7 Tagen inaktiviert wurden.»*

Ähnliche Versuche mit Petrischalen zeigten, daß das Virus bei Zimmertemperatur bis zu 10 Tage im trockenen Zustand aktiv bleibt.

Slaff und Brubaker kommen also zu dem Schluß, daß das Auftreten von AIDS in den sogenannten risikolosen Gruppen auf diese HIV-Stabilität zurückzuführen sei. Die beiden Forscher schlagen deshalb vor, daß die allgemeine Hygiene im Volk verbessert werden müsse. In den Laboratorien und auch in den Krankenhäusern, die sich mit HIV-Forschung beschäftigen, sollten die Pumpen, die Speichel abpumpen, geschützt werden. Sie schlagen auch den Gebrauch von HIV-aktiven Desinfektionsmitteln vor.

Wenn man die obigen Funde der Forscher bezüglich Stabilität des HIV außerhalb des Körpers erwähnt, wird man im allgemeinen als Unwissender bezeichnet. Die Stabilität des HIV ist aber eine Tatsache, die aus der AIDS-Literatur fast verschwunden ist. Trotzdem haben L. Resnick et al.[5] die Arbeit der genannten französischen Forscher wiederholt und voll und ganz bestätigt. Sie schreiben, daß es angesichts der tödlichen Folgen einer HIV-Infektion sehr wichtig sei, zu wissen, wie stabil HIV außerhalb des menschlichen Körpers tatsächlich ist. Sie führten deshalb Versuche im wäßrigen und im getrockneten Zustand durch, und zwar bei Temperaturen von 23–27°C, 36–37°C und 54–56°C. *Die Infektiosität des HIV-Virus außerhalb des Körpers wurde selbst nach 15 Tagen bei Zimmertemperatur festgestellt. Bei 36–37°C erfolgte totale Inaktivierung des HIV zwischen 11 und 15 Tagen. Aktives Virus konnte bei getrockneten Zellen nach 3 Tagen bei Zimmertemperatur festgestellt werden. In Wasser war bei Zimmertemperatur selbst nach 15 Tagen noch aktives Virus vor-*

handen. Bei 54–56°C fand man in Wasser noch nach 3 Stunden aktives Virus.

Diese letzte Tatsache erklärt, warum es immer noch HIV-Infektionen bei Blutern gibt, die Blutprodukte erhalten. Natürlich kann man Blut nicht allein durch Wärme von HIV befreien, weil zu hohe Temperaturen (über 37°C) das Blut degradieren. Aus diesem Grund ist der sogenannte «Blutterrorismus», mit dem gewisse AIDS-Aktivisten drohen, weiterhin eine unangenehme reelle Möglichkeit.

Sodomie (rekto-analer Verkehr)

Die Praxis von Sodomie im ursprünglichen Sinn bringt es mit sich, daß die Spermien im Rektum selbst eine Dysregulierung der Immunfunktion des menschlichen Körpers hervorrufen können. Bei heterosexuellem Verkehr (Penis-Vagina) findet, wie bereits erwähnt, diese Dysregulierung der Immunfunktion nicht statt. Die dicken multischichtigen Wände der Vagina (Mucosa) schützen das Blut vor dem direkten Eindringen der Spermien in die Blutbahn. Wenn dagegen die Spermien die dünnen rektalen Wände penetrieren, funktionieren sie wie fremde Eiweiße, die das Immunsystem herausfordern und deshalb «stressen». Daraus entsteht eine Immun-Dysfunktion – selbst ohne die klassische HIV-Immun-Suppression.

Schon allein aus diesem Grund ist nicht einmal die «monogame» Sodomie (analer Verkehr mit ausschließlich einem Partner) eine «sichere» Alternative für heterosexuelle Monogamie. Denn selbst monogame homosexuelle Paare wiesen bei ca. 75% der passiven Partner (d.h. die Partner, die die Spermien empfangen) spermien-induzierte Immun-Dysregulierung auf. Ihr Immunsystem zeigte, obwohl nicht von AIDS infiziert, eine abnormale Funktion.[6]

Es ist also physiologisch gesehen nicht normal, wenn das Rektum Spermien empfängt, denn dadurch wird das Immunsystem überstrapaziert. Es kann mit den Antigenen der Spermien nicht fertig werden. So wird der Körper durch Infektionen gefährdet, denn die Spermien im Rektum schwächen die Abwehr des Immunsystems. Rektaler Verkehr kann demnach, funktionell und physiologisch gesehen, gar nicht normal sein, denn die ganze Physiologie des Immunsystems reagiert dagegen, was die Praxis von Analverkehr zu einer physiologisch unnatürlichen Perversion von Sex stempelt.

Oraler Koitus (Fellatio)

Oral-peniler Koitus (das männliche Glied gelangt in den Mund des passiven Partners) kommt häufig bei Homosexuellen vor.[7]

Wenn nun ein Mund mit offenen Stellen und Wunden (Geschwüre, Aften, blutendes Zahnfleisch, Herpesstellen) infizierte Spermien von einem AIDS-Kranken empfängt, bestehen günstige Bedingungen für eine AIDS-Infektion; denn das AIDS-Virus (aus den infizierten Spermien) kann durch die offenen Stellen in der Schleimhaut des Mundes leicht und direkt in die Blutbahn des Empfängers eindringen und ihn auf diese Weise infizieren.

Unter Homosexuellen sind verschiedene Infektionen der Rachenhöhle häufig und oft sehr problematisch; denn die Mundläsionen bieten einen Eingang und auch einen Ausgang für Infektionen verschiedenster Art. Wenn der Speichel und die Spermien eines AIDS-Infizierten ausgetauscht werden, bieten die Wunden direkte Eingangspforten zur Blutbahn. Sie bieten aber auch Ausgangspforten. Theoretisch könnte infizierter Speichel allein genügen, wenn er von einem AIDS-infizierten Patienten in die Blutbahn eines Nichtinfizierten eindringt, um einen AIDS-negativen Patienten anzustecken. So könnte intimes Küssen (wobei die Zunge des aktiven Partners in den Mund des passiven Partners eindringt und Speichel ausgetauscht wird) theoretisch gesehen genügen, um AIDS weiterzugeben.

Sogar das Lexikalische Kompendium der Medizin[8] schreibt: «Intensives Küssen ist nicht ohne Infektionsrisiko: bei Zahnbehandlung, Endoskopie und Operation sollten Mund und Augen geschützt werden.» Wie stimmt dieser Rat mit beispielsweise demjenigen des offiziellen Schweizer Gesundheitsministers überein, der behauptet, daß HIV nicht sehr aggressiv sei und außerhalb des menschlichen Körpers nicht sehr lange bestehen könne?

Die Zeitschrift *Leben und Gesundheit,* CH-3704 Krattigen, schreibt in der Ausgabe Oktober 1987, Seite 11 wörtlich: «Sich die Hand geben, sich umarmen, flirten, küssen sind völlig ungefährlich, ebenso sich bei einem anderen Menschen auszuweinen... Blutkonserven werden in der Schweiz seit 1985 auf Antikörper gegen AIDS-Viren ständig kontrolliert.»[9] Das Fehlen von HIV-Antikörpern bietet, wie wir schon so oft ausgeführt haben, absolut keine Gewähr dafür, daß kein HIV vorhanden ist, denn die HIV-Inkubationsperiode kann Jahre dauern, ohne daß HIV-Antikörper produziert werden.

Aus irgendeinem propagandistischen Grund soll offenbar eine potentiell letale Infektion verharmlost werden. Ist das Ziel dabei die unbedingte Beibehaltung der Sex-Revolution und der permissiven Gesellschaft?

Es ist noch nicht bekannt, ob die normalen Magensäfte imstande sind, das AIDS-Retrovirus zu zerstören. Möglich ist aber, daß das Essen oder Schlucken von infizierten Spermien eine AIDS-Infektion hervorrufen könnte – besonders wenn Magengeschwüre oder andere offene Wunden vorhanden sind – so wäre auch das Essen von infiziertem Fisch oder sonstiger durch das Retrovirus infizierter Nahrung nicht zu verantworten. Das AIDS-Retrovirus ist, wie wir schon gesehen haben, also sicher keineswegs fragil.

Sadomasochistische homosexuelle Praktiken

Der Akt des Analverkehrs selbst stellt eigentlich schon eine sadomasochistische Handlung dar, denn beide Partner in diesem Akt, der Samengeber und der Empfänger, werden mißbraucht. Verletzungen des analen Schließmuskels und des Rektums, sowie des Immunsystems (durch seine Reaktion gegen die fremden Eiweiße der Spermien) des Empfängers finden oft statt. Die durch diesen Akt verursachten Risse im rektalen Gang zählen zu diesen Verletzungen.

Wir müssen jedoch andere Arten sadomasochistischer homosexueller Praktiken erwähnen. Gerade ein Christ sollte aber bei der leider notwendigen Beschäftigung mit diesem Thema (wodurch die AIDS-Infektions-Gefahr bei Homosexuellen erst klar und deutlich ersichtlich wird und verstanden werden kann) eine biblisch-christliche Haltung einnehmen und den homosexuellen *Menschen* von der homosexuellen *Praxis* unterscheiden. Gott liebt den Menschen und will ihn zur Umkehr rufen, doch verurteilt Er die sündhafte Gesinnung des Menschen und sein perverses Tun.

a) «Fisting» (= «Fausten»)

Bei der homosexuellen Praxis von «Fisting» kommt die Faust ins Rektum oder gar ins Kolon des passiven Partners. Ein solches Manöver verletzt nicht nur den Schließmuskel, sondern auch die Wände der Schleimhaut des Rektums und des Kolons. Die dabei entstehenden Risse und Wunden bieten für allerlei Infektionen – auch für das AIDS-Virus – Eingang. «Fisting» gilt als ein aktiver Faktor bei AIDS-Infektionen und bei Homosexualität im allgemeinen.[10]

b) Mechanische Gegenstände, «Dildos», Vibratoren

Allerlei mechanische Gegenstände, «Dildos» und Vibratoren werden während des «Fistings» ins Rektum gebracht, um Reize zu verursachen. Aber gerade diese Gegenstände verletzen die Schleimhaut und lassen Risse entstehen, die dann die Fäzes in die Bauchhöhle (Peritoneum) lenken. Die daraus resultierenden Infektionen können lebensgefährlich werden, wenn sie nicht sofort chirurgisch und mit Antibiotika behandelt werden. Man hat Fälle von «Fisting» festgestellt, die derart starke Schließmuskel-Schäden mit sich brachten, daß eine Schließmuskel-Ektomie (Schließmuskel-Entfernung) und/oder eine Kolostomie (verlegter künstlicher Ausgang) erforderlich waren. (Daraufhin verübte man die Homosexualität durch den künstlichen Ausgang!)[11]

In San Francisco gab es unter Homosexuellen sogar Morde, die mit homosexuellem Sadomasochismus gekoppelt waren.[12] Bald darauf wurden von homosexuellen Verbänden Instruktionen herausgegeben, die zum Ziel hatten, Homosexuelle zu instruieren, wie man Sextortur ohne Tötung durchführen könne.[12]

c) Homosexuelle Tortur und «Water Sports» («Wasserspiele»)
Es kommt vor, daß dominante homosexuelle Sexpartner einen submissiven «Partner» («Sklaven») zuerst festbinden und ihn dann foltern. Handlungen dieser Art sind ein Teil von homosexuellem Sadomasochismus. Oft wird der «Sklave» in enge Gummi- oder Lederkleidung hineingezwängt und dann gepeitscht oder «sodomisiert». Brennende Zigaretten werden auch benutzt, um empfindliche Körper- und Geschlechtsteile zu traumatisieren. Bei Sadomasochismus dieser Art werden Geschlechtsteile bevorzugt. Als Resultat treten oft Geschwüre des Penis und des Scrotums (Hodensack) auf.[13]

Nach einer derartigen Behandlung werden die blutigen Körperteile dann durch Urinierung «abgespült». Dieses Abwaschen blutender Körperteile mit dem Urin des dominierenden Partners wird «Water Sports» («Wasserspiele») genannt. «Wasserspiele» dieser Art sind populär. Handelt es sich dabei um den Urin einer AIDS-infizierten Person, werden die Wunden des «Abgewaschenen» mit AIDS-Retroviren infiziert. Es ist auch möglich, daß der Urin mit anderen Organismen infiziert ist, so daß noch andere Infektionen gleichzeitig weitergegeben werden. «Water Sports» werden aber nicht nur sadomasochistisch und als Teil einer Tortur angewendet. Man lehrt, daß diese «Spiele» lustig und ungefährlich seien, «solange der Urin nicht in den Körper selbst eindringe».[14] Der oben zitierte Satz revidierte die «Richtlinien zur Risiko-Verminderung bei gesunderem Sex» («Risk Reduction Guidelines for Healthier Sex»), weil es so viel Krankheit und Epidemien in den homosexuellen Kreisen gab.

Noch ein abschließendes Wort über homosexuelle Tortur: Gewisse homosexuelle Clubs veranstalten «Sklaven-Versteigerungen», wobei die, die sich auf obige Weise mißbrauchen lassen, gegen das höchste Angebot verkauft werden.[15]

d) Bestialität
In letzter Zeit wurde in den USA ein Club wegen Bestialität

(Geschlechtsverkehr mit Tieren) geschlossen. Peter K. Lewin, Toronto, meint, daß gerade die Praxis von Bestialität eine der Ursachen der AIDS-Pandemie darstellen könnte.[16] Organismen, die in den so mißbrauchten Tieren vorhanden aber dort relativ harmlos waren, werden, wenn sie durch Geschlechtsverkehr in den menschlichen Organismus eindringen, plötzlich virulent. Beispiele solchen Wechsels an Virulenz sind bekannt. Es ist der Transfer des Organismus (in diesem Fall des Virus) vom Tierwirt zum *homo sapiens*, der die erhöhte Letalität des Virus bewirkt.

e) Oral-analer Koitus («Rimming» und «Scat»)

Auch diese Art homosexueller Praxis muß erwähnt werden, obwohl es ekelerregend ist, nur daran zu denken. Beim oral-analen Verkehr (Ani-lingus, «Rimming») werden die infizierten und oft schmarotzerbeladenen Sekrete und Fäzes aus dem Rektum direkt vom Partner hinuntergeschluckt.

Eine andere, aber verwandte Art Verkehr, nennt sich «Scat» – nach dem französischen Wort für Fäzes (Kot). Scatologie nennt man auf französisch «dreckige» oder «unsaubere» Literatur. Die Praxis von «Scat» beinhaltet direkte Defäkation in den Mund des Partners.[17+1]

Natürlich sinken bei weitem nicht alle Homosexuellen auf das Niveau von «Rimming» oder «Scat» ab. Trotzdem muß man bedenken, daß analer Verkehr (mit den Fäzesresten und den blutigen Rektumrissen, die mit Fäzesresten und folgenden Infektionen aller Art gekoppelt sind) doch in die gleiche Richtung geht wie «Rimming» und «Scat», auch wenn sie noch nicht ganz so ekelerregend sind.

Man bedenke, daß die Physiologie des Körpers für homosexuelle Praktiken nicht geeignet ist. Wenn eine Maschine (der Körper ist eine biologische Maschine) zu Zwecken eingesetzt wird, für die sie weder gedacht noch gebaut wurde, liegt doch Mißbrauch dieser Maschine vor, sei die Maschine nun mechanisch oder biologisch. Mißbrauch und Perversion sind Begriffe, die nicht so weit auseinanderliegen – auch in bezug auf Homosexualität nicht.

Soziale Kontakte und AIDS-Therapie

Heute noch behandelt man AIDS-Patienten oft in offenen Krankensälen zusammen mit nicht-AIDS-kranken Patienten, weil man eben glaubt, soziale Kontakte mit AIDS-Patienten seien ungefährlich. Dabei muß man aber folgendes bedenken: Wenn ein AIDS-Patient an Tuberkulose oder an einer Lungenentzündung leidet und hustet, verhält sich die Lage schon ganz anders. Der AIDS-Patient kann, wie wir schon ausführten, durch Husten AIDS-infizierte Tröpfchen um sich herum verbreiten. Wenn die Schleimhaut Tbc-Risse entwickelt hat, werden die aktiven Virusreste infektiös sein – und sie werden nur langsam inaktiviert.[19]

Um die Überzeugung zu bekräftigen, daß sozialer Kontakt mit AIDS-Patienten unbedenklich sei, zeigte vor einigen Monaten das britische Fernsehen eine Sendung vom Middlesex Hospital, London (wo der Autor früher forschte), wie die Prinzessin von Wales (Lady Diana) in den Behandlungssälen AIDS-kranken Menschen ohne Handschuhe oder sonstigen Schutz die Hand gab und sich ohne Schutz mit ihnen lange unterhielt. All diese Information wurde mit dem einen Ziel gesendet: AIDS ist nicht so leicht ansteckend, wie man befürchtet. Nur intimer Kontakt mit AIDS-Patienten ist gefährlich. Sozialer Kontakt – nach dieser Information zu urteilen – ist harmlos. Man darf eben AIDS-Kranke nicht «diskriminieren».

Die Widerstandsfähigkeit des AIDS-Retrovirus außerhalb des Körpers könnte auch den Umstand erklären, daß bis zu 6% aller AIDS-Fälle bei Kindern und Kleinkindern zu den sogenannten «risikolosen» Gruppen gehören. Das heißt, diese Kinder haben ihre Infektion weder durch Geschlechtsverkehr noch durch Bluttransfusion (durch infiziertes Blut und Bluttransfusion), noch durch Geburtsumstände bekommen. Sicher gehören sie auch nicht zu den Fixern! Irgendwie müssen also diese Kinder ihre AIDS-Infektion durch zufällige Ansteckung im Haushalt, in Bussen oder sonstwo bekommen haben.[20] Angesichts dieser ziemlich konstanten 6% Ansteckung muß man unter «risikolosen Gruppen» bei Kindern und Kleinkindern auch Ansteckung durch Insekten oder sonstige Vektoren suchen. Aus diesen und anderen Gründen schlagen einige Laboratorien, die mit AIDS zu tun haben, vor, daß Ärzte, Zahnärzte, Krankenschwestern und Krankenhauspersonal strengere Maßnahmen ergreifen sollten, um den Schutz vor AIDS-Infektionen zu erhöhen.

Zu diesem Thema nun einige Beispiele; herausgegeben vom Schweizer Bundesamt für Gesundheitswesen: «Alle zwischenmenschlichen Kontakte mit AIDS-Infizierten sind ungefährlich und risikolos, wenn auf intime Kontakte verzichtet wird. Durch Händeschütteln, Umarmungen oder Begrüßungsküsse kann sich niemand anstecken. Durch Husten und Niesen von AIDS-Infizierten wird das Virus nicht übertragen. Der gemeinsame Gebrauch von Geschirr, Bettwäsche und anderen Gegenständen des Lebens ist risikolos. Durch die Benützung öffentlicher Bäder, Saunen oder Toiletten wird niemand angesteckt. Blutspenden und Blutempfangen sind ungefährlich. In der Schweiz wird jede Spende getestet. Blutkonserven mit positivem Antikörperbefund werden weder zur Transfusion noch zur Herstellung von Blutpräparaten verwendet.»[21]

Die Behörde dürfte wissen, daß nach der Ansteckung mit dem AIDS-Retrovirus erst nach einigen Wochen, Monaten oder gar Jahren Antikörper auftauchen. So kann ein Mensch mit dem AIDS-Virus angesteckt sein und dabei während dieser Inkubationsperiode keinerlei AIDS-Antikörper zeigen. Obwohl er Antikörper-negativ ist, kann er andere Menschen anstecken, ja er kann sogar mit gutem Gewissen und ohne das Wissen der Hämatologen die Blutbank mit dem AIDS-Virus verseuchen; denn in seinem Blut sind keine Antikörper vorhanden. Aus gerade diesem Grund werden heute noch viele Bluter mit infiziertem Blut angesteckt.

Dr. Sidney Finegold, Präsident der «Infectious Disease Society of America» (US-Gesellschaft für Infektionskrankheiten), riet deshalb, daß alle immun-supprimierten oder schwangeren Patienten *getrennt* von AIDS-Patienten behandelt werden sollten. Schwangere Patientinnen weisen ein strapaziertes Immunsystem auf, so daß sie vor zusätzlichen Belastungen geschützt werden sollten. Das Baby, das sie tragen, würde durch eine AIDS-Infektion der Mutter gefährdet werden. Deshalb sollte die Mutter nicht AIDS-Patienten ausgesetzt werden. Dazu kommt noch das Risiko einer Zytomegalievirus-Infektion, was das Gehirn des Babys schädigen könnte. Zytomegalievirus-Infektionen treten oft dort auf, wo eine AIDS-Retrovirus-Infektion vorausgegangen ist.[22] Deshalb meint der 1980-Bericht, man sollte Schwangere unter keinen Umständen mit AIDS-Patienten zusammenlegen (eine Quarantäne-Maßnahme in unserem weiteren Sinne).

Zu den Vorsichtsmaßnahmen gehören auch die Verbote, AIDS-Patienten in der Arbeit mit Lebensmitteln zu belassen. Mr. Scargill zum Trotz! Und weil Kleinkinder ein sich noch entwickelndes Immunsystem aufweisen, dürften auch sie dem Risiko von Kontakt mit AIDS-Patienten nicht ausgesetzt werden. Die schweizerischen Zeitungen berichteten im Frühjahr 1988, daß der Direktor des Inselspitals in Bern angeordnet habe, daß das Pflegepersonal vor AIDS-Patienten besser geschützt werden sollte. Nach ganz kurzer Zeit wurde jedoch dieser Erlaß von der Behörde wieder aufgehoben.

Kapitel V

AIDS-Therapie

Allgemeine therapeutische Möglichkeiten

Goodman and Gillman's Lehrbuch *«The Pharmacological Basis of Therapeutics»* (die pharmakologische Basis der Therapie) behandelt das Problem der Therapierung viraler Krankheiten im allgemeinen wie folgt: «Es hat sich in der Praxis als schwierig erwiesen, virale Krankheiten zu therapieren. Viren sind hartnäckiger zu behandeln als andere Mikroorganismen, weil Viren obligate intrazellulare Parasiten sind, die die aktive Mitwirkung der Mechanismen des Wirtsorganismus beanspruchen. Die Folge davon ist, daß die Substanz, die das Virus tötet, leicht auch den Wirtsorganismus tötet. Obwohl man lange und intensiv nach antiviralen Stoffen gesucht hat, fand man sehr wenig passende antivirale Medikamente, die klinisch anwendbar sind. Einige Medikamente zeigen ein kleines Aktivitätsspektrum. Solche sind gegen wenige Viren aktiv.»[1]

Dr. John Beldekas, der im Department of Microbiology der Boston School of Medicine arbeitet, schreibt über das AIDS-Virus folgendes: «Dieses Virus stellt ein biologisches Mysterium dar. Die Evidenz zeigt, daß es seine Oberflächeneigenschaften ständig bei der Übertragung von einem Menschen auf den anderen ändert und wechselt. Diese kleinen Veränderungen haben zur Folge, daß es wahrscheinlich unmöglich sein wird, eine effektive Vakzine gegen diese sich ständig verändernden Formen zu entwickeln. Ein weiteres Problem besteht darin, daß bis heute noch niemand je eine Vakzine gegen irgendwelches Retrovirus entwickelte. Niemand weiß, ob eine solche Vakzine wirksam sein kann.»[2]

Einige andere Faktoren, die bei der Therapierung von AIDS wichtig sind

a) Das Immunsystem

Die natürliche Verteidigung des Körpers gegen Infektionen mit Hilfe des Immunsystems funktioniert in der Gegenwart des AIDS-Virus nicht. Bei den meisten anderen Infektionen erzeugt das Immunsystem Antikörper, die den Eindringling inaktivieren oder töten. Bei solchen Infektionen werden Vakzine benutzt, um den Antikörper-Spiegel im Blut zu erhöhen. Ist dieser Spiegel hoch genug, werden die fremden Eindringlinge dadurch neutralisiert.

Bei einer AIDS-Infektion geht es leider anders vor sich. Erst einige Zeit nach der ersten HIV-Infektion – oft erst nach Wochen, Monaten oder gar Jahren – werden vom Immunsystem AIDS-Antikörper erzeugt. Testet man das Blut eines HIV-Infizierten, z.B. anläßlich einer Blutspende, sind keine Antikörper feststellbar. So wird das Blut vielleicht irgendeinem Bluter oder während einer Operation einem Patienten als Transfusion gegeben. Dieses Antikörper-freie, aber doch infizierte Blut gelangt nun direkt (oder indirekt, in Form von Blutprodukten) in einen anderen Patienten, der dadurch angesteckt wird. Oder wenn der Antikörper-negative Patient intimen Verkehr mit seiner Frau oder jemand anders hat, kann er den Partner – ohne es selbst zu wissen – anstecken. Und während dieser ganzen Zeit ist sein gefährliches Blut AIDS-Antikörper-negativ.

Wenn nun das Blut dieses Patienten später endlich Antikörper aufweist, zeigen diese wenig oder gar keine schützende Wirkung gegen das AIDS-Virus. *Forscher wagen nicht, selbst kleinste Mengen des AIDS-Virus als Vakzine ihren Patienten zu injizieren in der Hoffnung, diese ganz kleinen Mengen würden schützende Antikörper erzeugen.* Man fürchtet, daß selbst ein einziges HIV-Virion (nur ein Virus-Partikelchen) die ganze Infektion auslösen könnte.[3]

Erst in letzter Zeit entdeckte man ein genetisch verändertes AIDS-Virus, das wahrscheinlich nicht infektiös ist, aber AIDS-Antikörper hervorruft.[4] Dieses Virus ist jetzt Gegenstand intensiver Forschung. Andere Forscher haben festgestellt, daß selbst bei relativ hohem Antikörper-Spiegel im Blut das AIDS-Virus unentwegt weiter repliziert. Die große Anzahl Antikörper bewirkt nur wenig, und die Krankheit schreitet weiter voran.[5]

b) Das Genom

Bis heute gibt es keine Therapie, die die Zerstörung des Immunsystems (oder des zentralen Nervensystems) durch das AIDS-Virus verhindern könnte. Die fatalen opportunistischen Infektionen, die für Vollbild-AIDS charakteristisch sind, sind die Folge. Mit geeigneten Medikamenten kann diese Wucht etwas gemildert werden, doch die progressive Beeinträchtigung des Immunsystems sorgt dafür, daß die Infektionen immer wiederkehren. Deshalb bleibt auch die Wirkung der meisten Medikamente bei AIDS immer bloß palliativ.

Da sich das AIDS-Retrovirus im menschlichen Genom (DNA) versteckt, wird es entsprechend auf die Nachkommenschaft der Wirtsorganismus-Zellen mitvererbt. Das Virus ist somit ein Teil des menschlichen Genoms geworden. Die ganze Nachkommenschaft einer AIDS-infizierten Zelle enthält von jetzt an die Information, die das AIDS-Virus baut. Deshalb können Medikamente die AIDS-Gene schwerlich erreichen, ohne die menschlichen Gene gleichzeitig zu schädigen oder zu zerstören.

Es gibt für einen Teil der *opportunistischen Infektionen und Tumore* bei AIDS passende Therapien. Aber selbst ihre Wirkung wird durch das beschädigte oder fehlende Immunsystem beeinträchtigt; denn die Antibiotika üben ihre therapeutische Wirkung immer in Zusammenarbeit mit dem Immunsystem aus. Wenn also das Immunsystem so gut wie fehlt, bleibt die Wirkung entweder ganz aus oder sie wird vermindert. Für die Immun-Defizienz selbst gibt es bis heute keine effektive Therapie.

c) Die neurotrope Wirkung

Das AIDS-Virus wirkt aber nicht nur im Immunsystem, es greift auch direkt das Zentralnervensystem (ZNS) an.[6] Der virale Angriff auf die Neuronen des Gehirns ist bis heute ebenfalls nicht behandelbar. Er endet in der Zerstörung des zentralen Nervensystems, einer Zerstörung, die wahrscheinlich irreversibel ist. Schließlich führt dieser Angriff auf die Neuronen zum Tod des Wirtsorganismus. Das Virus penetriert die Blut-Gehirn-Schranke und repliziert dort sehr schnell in den Neuronen. Auch hier «versteckt» sich das HIV wiederum im Genom der Zellen, wo es vor vielen medikamentösen Angriffen geschützt bleibt.

d) Mutationen

Im Laufe der außerordentlich schnellen Mutationen (spontane genetische Veränderungen) des HIV produziert es verschiedenartige «Unterstämme» des Virus, die alle wiederum verschiedene immunologische Erkennungsmerkmale (Antigene) besitzen. Aus diesem Grund muß man auch viele verschiedene «Unterstämme» von Antigenen therapieren, und jeder «Unterstamm würde wahrscheinlich eine verschiedenartige Vakzine zur Inaktivierung benötigen.

Bei der infektiösen Anämie von Pferden und beim Visna-Virus kann genetische «Drift» dieser Art (Mutationen, die verschiedene «Unterstämme» erzeugen) in einem einzigen Tier (Wirtsorganismus) experimentell festgestellt werden. Alle «Unterstämme» werden natürlich verschiedenartige Antikörper benötigen um dieselben zu neutralisieren. Diese Art genetische «Drift» (Variation durch Mutation) ist ein Charakteristikum der Lentiviren.[7]

Aber darüber hinaus hat man festgestellt, daß HTLV-I und HTLV-II, sowie andere Lentiviren weniger heterogen sind (d.h. sie zeigen geringere Tendenz zu genetischer Drift und Mutation) als HTLV-III (= HIV-I). Das bedeutet, daß HIV sich schneller verändert als die anderen Retroviren dieser Art und daß deshalb HIV schneller heterogen wird. Die Folge davon ist, daß HIV schwieriger als andere Retroviren zu therapieren ist. Seine 5 oder 6 Gene sind sehr labil, so daß es in einer infizierten Person kein einheitliches Virus gibt. Jeder Patient beherbergt eine Vielzahl von Unterstämmen des HIV. Die genetische Drift ist für dieses unangenehme Phänomen verantwortlich, und deshalb können die vom Körper erzeugten Antikörper das Virus nicht unter Kontrolle kriegen. Das Zielobjekt ist im Wesen chamäleonähnlich. Bis der Körper einen Antikörper erzeugt hat, ist das Ziel bereits anders geworden als das, wogegen sich der Körper zu rüsten anschickte.

e) Die Folgen der Mutationsfreudigkeit
Im Jahre 1986 existierten ca. 2 Millionen Menschen, die mit einer Vielzahl von AIDS-Unterstämmen infiziert waren. Diese zwei Millionen Menschen können nun ihr Leben lang andere Menschen in der Vielzahl der AIDS-Unterstämme anstecken. Bis eine Vakzine entwickelt wird, die imstande ist, alle diese Unterstämme zu neutralisieren, wird keine Vakzine gegen AIDS effektiv sein. Man müßte also eine polyvalente Vakzine entwickeln, die gegen die Produkte sämtlicher genetischer HIV-Drift wirksam ist.

Neuere therapeutische AIDS-Forschung

Im folgenden Abschnitt wollen wir die neueren therapeutischen Mittel beschreiben, die bei der AIDS-Therapie Verwendung gefunden haben. Einige sind verheißungsvoller als andere. Natürlich erheben wir dabei keinen Anspruch auf Vollständigkeit.

Azidothymidin (AZT, Retrovir, Zidovudin)[8]
Möglicherweise könnte die Bekämpfung von AIDS durch die direkte Einwirkung von Chemotherapeutika auf das Virus erfolgen. Burrows-Wellcome synthetisierte Azidothymidin unter dem Namen Retrovir, das in den meisten industrialisierten Ländern jetzt für AIDS-Therapie zugelassen ist.[9] Thymidin (der Ausgangsstoff für AZT) wird aus Herings- und Lachsspermien gewonnen. Azidothymidin wird aus Thymidin durch normale organisch-chemische Methoden synthetisiert. Während der Replikation baut HIV das AZT anstelle des Thymin in das DNA-Molekül ein. Das Azidothymin kann jedoch das Thymin nicht voll ersetzen, so daß die Replikation unter diesen Umständen

bald aufhört. Die normalen Zellen sind im Kern glücklicherweise nicht so empfindlich gegen AZT wie die HIV-Zellen, wahrscheinlich deshalb, weil HIV so schnell repliziert und deshalb viel mehr Ausgangsstoffe benötigt als normale Zellen.

AZT ist keine neue Substanz. Sie wurde zum ersten Mal um 1860 als mögliches Antikrebsmittel ausgetestet. Da aber AZT die Erzeugung von Blut im Knochenmark blockiert, wurde die Substanz als Antikrebsmittel aufgegeben. Ein anderer Nachteil von AZT ist, daß das Medikament sehr teuer ist. Die chemische Synthese-Reaktion sowie die Ausgangsstoffe sind sehr kostspielig. Da die Wirkung von AZT im Körper nur sehr kurz ist – es wird wieder schnell abgebaut und ausgeschieden – muß der Patient die Substanz 24 Stunden am Tag einnehmen. Ein besseres Medikament gibt es aber im Augenblick nicht. In der westlichen Welt nehmen über 9000 AIDS-Patienten täglich AZT ein.

Könnte man AZT mit anderen antiviralen Drogen kombinieren, wäre es vielleicht möglich, die Dosierung zu reduzieren, was wiederum die Toxizität von AZT (Retrovir) herabsetzen würde.

b) Avarol und Avaron – Chemotherapeutika gegen AIDS[10]

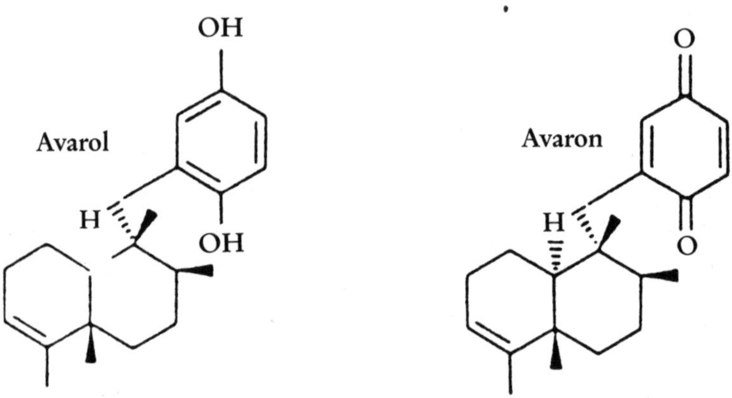

Abb. 5: Strukturformel von Avarol und Avaron

Im Mittelpunkt der chemotherapeutischen AIDS-Forschung stehen Versuche, das «Schlüsselenzym» der Retroviren, die «Reverse Transcriptase», zu hemmen. Sowohl *in vitro* als auch *in vivo* ist es gelungen, dieses «Reverse-Transcriptase»-Enzym durch Nukleosid-Analoga (d.h. synthetische Substanzen, die eine ähnlich Struktur wie die der natürlichen DNA-Bausteine [Nukleoside] besitzen), zu inhibieren, d.h. zu hemmen. Substanzen wie 3'-Azidothymidin, Ribavirin oder Enzymgifte (wie Antimonwolframat, Suramin, Phosphonoformiat) inhibieren dieses Enzym *in vitro.* Aber diese Versuche sind *klinisch* noch nicht realisiert worden.

Die extreme Bösartigkeit des HIV-Organismus rührt daher, daß das Virus ein zusätzliches Gen besitzt, das sogenannte «tat» (= transacting transcriptional factor), ein Gen, das vielen anderen Retroviren fehlt. Ein therapeutischer Ansatz wäre, die Expression der entsprechenden Gene zu verhindern.

Das «tat»-Gen codiert für ein Protein «p 14» (siehe Abb. 1), das

1. die Translations-Effizienz der viralen m-RNA und damit die Synthese viraler Proteine tausendfach verstärkt,

2. die Expression zellulärer Gene moduliert. Gerade wegen der letztgenannten Eigenschaften des «tat»-Gens sind die HIV-Viren so gefährlich. Vielleicht ist es auch das «tat»-Gen, das nach seiner Expression (Synthese von p 14) den Zelltod herbeiführt. Siehe Abbildung 2 und 3.

Avarol und Avaron (Abbildung 5), die aus dem Hornschwamm Dysidia avara gewonnen werden, kommen in diesen Schwämmen in großen Mengen vor: ca. 2.7 g pro kg. Feuchtgewicht des Schwammes. Beide Substanzen zeigen eine Anti-HIV-Aktivität *in vitro* und *in vivo.* Avarol und Avaron haben bei HIV-infizierten Zellen einen hohen zytoprotektiven Effekt. Dieser antivirale Effekt tritt bei relativ niedrigen Konzentrationen auf – niedriger als die Konzentration, die für die anti-leukämische Wirkung von beiden Substanzen nötig ist.

Avarol und Avaron hemmen die Expression der HIV-gag Proteine p 24 und p 15 in den infizierten Zellen. Es ergab auch eine nahezu komplette Hemmung der Virusproduktion in H-9 Zellen, die in der Anwesenheit von Avarol kultiviert wurden. Daraus folgt, daß in Zellkultur-Versuchen beide Substanzen, Avarol und Avaron, eine Tötung der AIDS-Viren zeigen. Von *klinischen* Versuchen mit beiden Substanzen war bisher in der Literatur wenig Konkretes zu finden.

c) Peptid T, eine neue AIDS-Droge[11]

Ein neuer AIDS-Therapieversuch wird in Schweden durchgeführt. Ärzte vom Karolinska Institut in Stockholm wollen 18 AIDS-Patienten mit einem Medikament namens Peptid T behandeln. Europäische und amerikanische Naturwissenschaftler äußern große Bedenken hinsichtlich dieses Experimentes, weil sie die Grundversuche, worauf der klinische Versuch basiert, selbst nicht wiederholen konnten. Die Schweden behaupten, Peptid T sei imstande, die Infektion von weißen Blutzellen mit HIV zu verhindern.

Peptid T ist eine Kette von 8 Aminosäuren, wovon fünf einen Namen tragen, der mit T beginnt – deshalb diese Bezeichnung. Die gleiche Reihenfolge von Aminosäuren kommt im viralen Eiweiß gp 120 vor. gp 120 gehört zur viralen Hülle und hat etwas mit der Bindung des Virus an die T4-Lymphozyten zu tun.

Über Peptid T wurde 1986 von Candace Pert und ihren Kollegen im National Institute of Health in Bethesda berichtet. Diese Forscher behaupten, daß Peptid T imstande sei, den T4-Lymphozyt-Rezeptor, der HIV zur Zelle bindet, zu blockieren. Wenn dies der Fall wäre, würde das tatsächlich die Infektion mit HIV verhindern. Diese Erkenntnis könnte in der Entwicklung einer Vakzine gegen AIDS behiflich sein. Andererseits könnte Peptid T (oder Abkömmlinge davon) die Ausbreitung des Virus in bereits infizierten Patienten verhindern.

An sich ist Peptid T nicht toxisch, kann aber das Immunsystem beeinträchtigen. Die Universität von Kalifornien, Los Angeles, organisierte im April 1987 eine Konferenz für Naturwissenschaftler, die auf dem Gebiet von Peptid T arbeiten. Alle Teilnehmer informierten Candace Pert, daß sie ihre Versuche über die T4-Rezeptor-Blockade mittels Peptid T nicht wiederholen konnten. Auch Professor Wigzell, Professor der Immunologie, Karolinska Institut Stockholm, konnte diese Versuche nicht bestätigen. Nach Wigzell kann Peptid T weder auf die

Bindung zum Hüllenprotein gp 120 noch auf die virale Replikation im Laboratorium (in vitro) irgendeinen Einfluß ausüben.

Die ganzen Versuche mit Peptid T im Karolinska Institut scheinen also von vornherein nicht sehr verheißungsvoll zu sein, weil die experimentelle Basis für klinische Versuche fehlt. Viele Wissenschaftler sehen deshalb von klinischen Versuchen an Patienten ab. Darin zeigt sich einmal mehr, wie groß die Verzweiflung auf dem Gebiet der effektiven Behandlung von AIDS ist, so daß man sozusagen nach Strohhalmen greift.

d) Andere Substanzen, die möglicherweise gegen AIDS aktiv sein könnten: Dideoxycytidin (D.D.C., ein Nukleosidanalogon) und Ampligen (ein Doppelstrang-RNS ‹-ds RNA›)

D.D.C. war ursprünglich als Antikrebsdroge konzipiert, erwies sich aber gegen Krebs als nicht wirksam. Bei gewissen Zellkulturen hat es sich als genauso aktiv gegen Krebszellen erwiesen wie AZT, jedoch waren die klinischen Resultate bei Krebskranken schlechter. D.D.C. steht also im Anfangsstadium klinischer Versuche gegen AIDS. Die ersten Resultate zeigen, daß die Nebenwirkungen von D.D.C. weniger gravierend sind als die von AZT[12].

Die Hersteller-Firma Hoffmann-La Roche setzt große Hoffnungen auf D.D.C., obwohl neueste Berichte von unangenehmen Hautausschlägen sprechen. Vor Ende 1988 wird man sich jedenfalls kein umfassendes klinisches Urteil erlauben dürfen.[12]

Ampligen gehört in eine ganz andere Kategorie von Anti-AIDS-Droge als D.D.C. und auch AZT. Ampligen ist wenig toxisch, stimuliert die endogene Interferon-Produktion und reagiert auf das Immunsystem, das es möglicherweise sogar aktiviert. Es wird zudem schnell abgebaut und ausgeschieden. Ampligen passiert die Blut-Gehirn-Schranke und wirkt in Zellkulturen verstärkt mit AZT, wenn solches hinzugegeben wird. Es verringert die Aktivität von HIV in infizierten Zellen und aktiviert gleichzeitig das Immunsystem.

Kleine klinische Versuche mit Ampligen bei AIDS- und ARC-Patienten ergaben ermutigende Resultate, obwohl die Droge intravenös verabreicht werden muß. Dosiert wurde zweimal pro Woche. Ärzte meinen, daß man Ampligen auch in geringen Mengen spritzen könnte.[12]

Ein anderes Mittel, das untersucht wird, ist *HEM* (US-Firma selben Namens), ein «Ersatzvirus». Du Pont hat jetzt die Lizenz für diese Substanz übernommen.

e) Foscarnet (Foscarvir [vgl. Astra, Schweden])

Diese Substanz verhindert die Replikation einer ganzen Reihe von Viren einschließlich HIV, ohne daß dabei die Wirtszelle beschädigt wird. Die Substanz wird aber schnell aus der Blutbahn ausgeschieden, so daß die Droge kontinuierlich i.v. gespritzt werden muß. Foscarvir dringt jedoch nur schlecht in das zentrale Nervensystem ein. Wirkt die AIDS-Infektion neurotrop, wird dieses Mittel nur wenig ausrichten. Aus diesem Grund wird Foscarvir kaum mehr gegen AIDS benutzt, obwohl die Substanz gegen sekundäre virale Infektionen wirksam ist.

f) Ribavirin (Virazol)

Diese Substanz ist ein synthetisches Nukleosid-Analogon mit einem breiten Wirkungsspektrum. Sie wird von ICN Pharmaceuticals unter dem Namen *Virazol* hergestellt und wird bei der Behandlung von Lassa-Fieber benutzt. Bei Tagesdosen von 800–1000 mg kommt es aber zu schweren (reversiblen) hämatologischen Nebenwirkungen.

Im Laboratorium ist Virazol aktiver (also *in vitro*) gegen AIDS als in klinischen Versuchen. In den USA wird Virazol nur als Aerosolspray bei Kindern mit respiratorischen viralen Infektionen zugelassen. Die Herstellerfirma behauptet, daß die Substanz den Ausbruch von Vollbild-AIDS bei schon infizierten Patienten verhindere, bzw. verlangsame. Bewiesen ist dies allerdings noch nicht. Verzweifelte Amerikaner, die mit AIDS-Patienten zu tun haben, kaufen Virazol in Mexiko, wo die Substanz zugelassen ist.[13]

g) Contracan

Medirace, eine britische Firma[14] geht das Problem «AIDS-Therapie» von einem ganz anderen Standpunkt an. In den Zellmembranen ist das Verhältnis von gesättigten zu ungesättigten

Fettsäuren tiefer als beim HIV-infizierten Menschen. Diese Tatsache schwächt die gesamte Zellstruktur eines AIDS-Patienten. Medirace untersucht ein Fettsäurederivat, das sie Contracan nennen.

Contracan soll das Verhältnis von gesättigten zu ungesättigten Fettsäuren wieder herstellen, was die Stärkung der Zellmembranen zur Folge haben soll. Aufgrund dieser Stärkung kann das Virus, das in den Zellen repliziert wird, nicht mehr aus der Zelle ausbrechen, um weitere Zellen zu infizieren. Wenn sich dieser Mechanismus als richtig erweisen sollte, könnte die Ausbreitung des Virus im Organismus verhindert werden. In Zellkulturen konnte man die Wirkung feststellen, doch die klinische Bestätigung bleibt noch aus.

Ist diese einmal vorhanden, wäre die Droge wahrscheinlich zur AIDS-Bekämpfung geeignet, denn sie ist billig und zeigt (in Zellkulturen) eine gute und anhaltende Wirkung.

h) Suramin (Naphuride, Antrypol, Germanin, Bayer 205)[15]

Suramin ist einer der wenigen nichtmetallischen Stoffe, die gegen Trypanosomen aktiv sind. Es wurde um 1940 herum eingeführt und diente als Trypanozid. In letzter Zeit entdeckte man, daß Suramin auch gegen AIDS aktiv ist. Doch die *in vivo*-Versuche bestätigen bis jetzt die hoffnungsvollen *in vitro*-Versuche nicht. Deshalb wurde die Droge für die AIDS-Therapie praktisch aufgegeben.

i) Virale Eiweiße als Vakzine?[16]

Professor William Jarrett, Chef der Abteilung für veterinäre Pathologie an der Universität Glasgow, Schottland, hat eine Vakzine gegen AIDS entwickelt, die er in einigen Monaten klinisch bei AIDS-Patienten austesten möchte.

Jarrett vertritt die Meinung, daß heutige AIDS-Forscher mehr Hoffnung auf eine Anti-AIDS-Vakzine hegen als früher. Er glaubt, daß eine solche trotz aller Schwierigkeiten mit schnellen Mutationen entwickelt werden kann. Wie wir schon gesehen haben, sind einige konventionelle Versuche, Vakzine zu erzeugen, gescheitert. Jarrett hat nun einen anderen Weg ausgedacht und arbeitet mit ISCOMS (= Immuno-stimulatory Complexes). Diese Komplexe sind kleine gitterähnliche Strukturen, die es möglich machen, virale Eiweiße so darzustellen, wie sie auf der Membrane eines Virus vorkommen.

Jarrett geht davon aus, daß, obwohl der Körper (das Immunsystem) Antikörper gegen AIDS erzeugt, diese das Virus trotzdem nicht neutralisieren bzw. inaktivieren können, weil die Antikörper die Rezeptoren auf dem Virus gar nicht erreichen. ISCOMS sollen nun die niedrigen Antikörper-Spiegel «boostern» (= steigern und «synergetisieren»), so daß sie letztlich doch aktiviert werden können. Wenn durch «boostern» in bereits AIDS-infizierten Menschen höhere Konzentrationen von Antikörpern erreicht würden, könnte die AIDS-Infektion bekämpft werden.

Das Glasgower Team von Jarrett konzentriert seine Arbeit auf ein virales Eiweiß, auf das Glycoprotein 120 (gp 120). Dieses Eiweiß wird an der viralen Hülle gebunden und ist bei der Bindung des Rezeptoren für die T-Helferzellen tätig. (Diese T-Helferzellen gehören zu den Blutzellen, die von HIV angegriffen werden.) gp 120 wird nun auf einem Baculovirus-Expressionsvektor erzeugt. Das Baculovirus ist ein Virus, das gewisse Insekten angreift. Das Gen, das die Information für die Synthese von gp 120 liefert, synthetisiert diese Substanz. Wenn es in das Baculovirus gespleißt wird (von «splice», d.h. das Integrieren eines Stückes Information in ein Gen oder Chromosom, so daß neue Information zur ursprünglichen Information hinzugetan wird), erzeugt die Raupe des Insektes große Mengen von gp 120. Die nächste Etappe ist die Herstellung von ISCOMS. Virales Eiweiß wird mit «Quell A» (von der Borke der Amazon-Eiche) in der Gegenwart eines Detergens versetzt, wobei ISCOMS spontan gebildet wird.

Affenversuche haben gezeigt, daß die Toxizität von ISCOMS gering ist. Eine solche Vakzine ist bereits gegen das Leukämie-Virus in Katzen angewendet worden und hat sich als 100% effizient bei der Erzeugung der Immunität erwiesen.

Jarrett will seine Vakzine weder an sich selbst noch an seinen Mitarbeitern austesten. Denn er will vor allen Dingen zuerst wissen, ob etwaige Antikörper von der Vakzine stammen oder ob sie von der Krankheit herrühren. Deshalb will er ein Komitee einberufen, das allein über die Teilnahme von Freiwilligen und die Frage der Ethik dieses Versuchs entscheiden soll.

Resultate sind noch keine vorhanden, denn die technischen Komplikationen eines solchen Unterfangens dürfen nicht unterbewertet werden. Ein Beweis, daß Antikörper gegen die virale Hülle von AIDS wirksam sein können, ist noch nicht vorhanden. Das Virus sitzt nämlich als bloße Information im Wirtsgenom, wo es (ohne Hülle) gegen Einwirkungen von außen sehr geschützt ist. Man beachte auch, daß in dieser Methodik die schnelle Mutation nicht berücksichtigt wurde. Man hat möglicherweise eine Vakzine, die in der Struktur relativ konstant ist, was man vom Virus und seiner mutierenden genetischen Information nicht behaupten darf.

j) AL 721: ein neues AIDS-Mittel

Eine US-Firma namens Praxis Pharmaceuticals, die die Weltrechte für AL 721 erworben hat, will jetzt diese neue Droge in sieben medizinischen Zentren gründlich austesten lassen.[17]

Drei dieser Zentren werden London, New York und Tel Aviv sein. Ein britisches Wohltätigkeitswerk arbeitet außerdem daran, die Substanz AL 721 für AIDS-Patienten zugänglich zu machen.[18]

Was ist nun AL 721? Es ist ein Gemisch von natürlichen Fetten, das aus Hühnerei-Dottern gewonnen wird. AL 721 bedeutet «Active Lipid» (aktives Fett), und die Zahl 721 weist auf das Verhältnis von drei verschiedenen in der Mischung enthaltenen Lipiden hin.

Das Medikament selbst ist ein gelbes Öl, das die Patienten in Orangensaft oder auf Brot per os (durch den Mund) zu sich nehmen können. Die Wirkungsweise (wenn die Substanz überhaupt eine Wirkung besitzt!) ist bis heute unbekannt. Eine Theorie sagt aus, daß AL 721 Cholesterol von der Virusmembran entferne. Dieser Cholesterolentzug hindere das Virus daran, weiße Blutzellen zu befallen, was Schäden im Immunsystem vorbeuge.

Dr. Anthony Pinching und Dr. Susie Forster, St. Mary's Hospital, London, werden einen Teil der Londoner Versuche leiten. Weitere Veröffentlichungen dieser Art sind (bis Mitte Juni '88) nicht gesehen worden (AEWS). Die Versuche mit AL 721 hätten vor gut einem Jahr anfangen sollen, denn «The (UK) Department of Health and Social Security» gab schon vor einem Jahr die Genehmigung dafür. Dr. Susie Forster sagte aber aus, daß sie schon über 18 Monate auf die Lieferung der Droge gewartet habe. Man hatte vor, die nicht toxische Substanz AL 721 bei gewissen Patienten auszutesten, weil diese aus irgendwelchen Gründen die toxische Substanz Azidothymidin (AZT) nicht einnehmen durften. Später stellte sich heraus, daß die kleine Firma Praxis Pharmaceuticals Schwierigkeiten bei der Herstellung von AL 721 gehabt hatte.

AL 721 wurde ursprünglich im Weizmann Institute für Science bei Tel Aviv, Israel, entdeckt. Die Substanz wurde entwickelt, weil sie imstande war, Cholesterol aus der Zellmembran zu entfernen. Gerade diese Eigenschaft schien wichtig zu sein, denn die Cholesterol-Konzentration erhöht sich mit zunehmendem Alter. Dies bedeutet, daß die Aktivität der Membran mit zunehmendem Alter sinkt. Deshalb haben dort ältere Menschen AL 721 erhalten.

Das Weizmann Institute verkaufte 1980 die Rechte auf AL 721 an die kleine Firma Praxis. Das Interesse für AL 721 lag und liegt in der Wirksamkeit der Droge gegen Viren aller Arten. Denn 1978 entdeckten Forscher an der Universität von Virginia, USA, daß es Viren gibt, die große Mengen Cholesterol in ihren Membranen benötigen, ehe sie andere Zellen infizieren können. Extrahierte man Cholesterol aus der Virusmembran, wurden die Viren inaktiviert und konnten andere Zellen nicht mehr infizieren. Der umgekehrte Versuch bestätigte diesen Mechanismus.

Einige Forscher vertreten nunmehr die These, daß die Virusmembran ihre Dichte verändere, wenn sie ihren Cholesterolgehalt verliere. Die Folge dieser Veränderung wäre, daß Eiweiße (Rezeptoren), die normalerweise von der Oberfläche der Membran hervorstehen, in die Membran zurücksinken würden, was ihre Aktivität als Rezeptoren herabsetzen würde. Shinitzky, Skornick und Bentwich[27] erkannten als erste, daß AL 721 bei AIDS von Nutzen sein könnte, nachdem die Substanz eine starke und gute Wirkung bei einem Lymphoma-Patienten gezeigt hatte. Die ersten Versuche mit AIDS-Patienten geschahen auf einer *ad hoc-Basis* und deshalb ohne Kontrollpatienten. Die Resultate sind deshalb sehr fraglich.

16 Patienten, die an Vollbild-AIDS litten, erhielten AL 721. 15 von ihnen nahmen an Gewicht zu, opportunistische Infektionen wurden rarer und der klinische Zustand besserte sich. Ein Patient starb während der Behandlung. Bluttests zeigten kleine Verbesserungen. Die biochemischen Tests stimmten mit der klinischen Besserung nicht überein, so daß die subjektive klinische Besserung die einzige Basis für die Beurteilung der Droge bleibt. Das stellt aber keine sichere Basis für die Wirksamkeit einer solchen Droge dar! Ein kleiner Versuch mit acht HIV-Patienten fand im Jahr 1986 während der Monate Juni, Juli und August statt. Wiederum schienen die klinischen Resultate ermutigend zu sein. Bei fünf Patienten sank die Konzentration des HIV im Blut dramatisch. Bei einigen Patienten war kein Anzeichen viraler Aktivität (keine virale Enzymaktivität) nach einer Behandlung von 2 Monaten mit AL 721 festzustellen. Auch das Immunsystem der Patienten erholte sich. Aber sobald man das AL 721 nicht mehr einnahm, erschien das Virus erneut im Blut. Leider konnte die Behandlung mangels AL 721 nicht fortgesetzt werden. Die jetzt geplanten Großversuche sollen endgültig zeigen, ob AL 721 gegen AIDS wirksam ist.

k) Padma 28

Ein weniger bekanntes und unorthodoxes Heilmittel gegen HIV soll Padma 28 sein, das von Professor Dr. Carlo de Bac, Inhaber des Lehrstuhles für Infektions- und Tropenkrankheiten der Universität Rom entdeckt wurde. Orthodoxe Naturwissenschaftler und Statistiker haben natürlich gegen pflanzliche Mittel wie Padma 28 verschiedenes auszusetzen. Das Mittel ist erst an 8 AIDS-Patienten während eines Jahres ausgetestet worden.

Wirkungsweise: Padma 28 ist ein Kräutermittel, dessen Herkunft und Zusammensetzung verheimlicht wird. Es soll angeblich mit Hilfe von «sanften Signalen» auf das Immunsystem wirken. Diese «sanften Signale» sollen die regulierenden Mechanismen im Immunsystem anregen, so daß dieses wiederhergestellt werden kann.

Professor Dr. Witold Brzosko, Direktor des Immun-Pathologischen Instituts der Universität Warschau, Polen, hat sich bald 7 Jahre lang mit dem Padma 28 klinisch und experimentell bei Hepatitis-B-Infektionen beschäftigt. Das Mittel erwies sich als das einzige, das ohne Nebenerscheinungen gegen Hepatitis B effektiv gewesen sein soll. Professor Dr. Carlo de Bac, der italienische «Leberpapst», prüfte selbst die Arbeit seines Warschauer Kollegen und befand Padma 28 gegen Hepatitis-B-Infektionen wirksam. Er bestätigte diesen Befund öffentlich.

Daraufhin fing Professor Dr. de Bac an, Padma 28 bei schwer infizierten AIDS-Patienten auszutesten. Diese AIDS-Fälle waren Vollbild-AIDS-Patienten, die opportunistische Infektionen aufwiesen. Er fing gleich ohne vorhergehende Laborarbeiten mit Padma 28 an, klinisch AIDS-Patienten zu testen, weil er von seiner Hepatitiserfahrung wußte, daß man mit keinen Padma-28-Nebenerscheinungen rechnen mußte. Leider fehlt in dem einzigen Bericht, der uns zur Verfügung steht,[19] jegliche Information über Herkunft und Zusammenstellung von Padma 28. Es fehlen auch sämtliche Details über klinische Beurteilungsmaßstäbe, die de Bac benutzte – wie es so oft der Fall ist bei der Beurteilung von Präparaten dieser Art. Der klinische und immunologische Zustand der acht Patienten wird mit Schweigen übergangen.. Da also diese wichtige Information fehlt, kann, bis sie geliefert wird, keine vernünftige Beurteilung von Padma 28 erfolgen. Wir erwähnen die Arbeit hier nur, weil das Medikament im Volk durch die obenerwähnte Veröffentlichung sehr bekannt ist.

l) Autovakzine

Die Behandlung von AIDS und ARC (AIDS-Related Complex) mit einer lymphozytären Autovakzine wurde im Deutschen Ärzteblatt[20] beschrieben.

In einem Vorwort zu diesem Artikel schreibt Rudolf Groß, über drei Hauptgruppen von Methoden, um das AIDS-Virus zu bekämpfen:

1. Die virozide Gruppe. Diese Gruppe schließt Substanzen wie Azidothymidin oder Azacytosin in sich.

2. Die Gruppe, die versucht, T4-Lymphozyte gegen die An-

griffe von HIV zu «härten», d.h. diese Zellen gegen das AIDS-Virus resistenter zu gestalten.

3. Die Gruppe von Substanzen, die die Vakzine in sich schließen, d.h. Antikörper zu erzeugen versucht, die das Virus inaktivieren.

Brüster und seine Kollegen haben versucht, sich auf Gruppe 3 zu konzentrieren. Folgende Überlegungen sind bei ihren Arbeiten maßgebend gewesen:

Retroviren haben (im Gegensatz zu vielen anderen Viren) als Träger der Virus-Erbinformation nur eine Ribonukleinsäure. Sich selbst überlassen, kann das Virus keine Energie erzeugen, so daß es völlig auf die Wirtszelle (teilweise also T4-Zellen) und ihre Genetik angewiesen ist. Erst wenn das Virus doppelsträngiges DNA bildet, kann es direkt in den Zellkern einwandern. Das Virus fügt sich in die T4-zelleigenen Chromosomen ein, was die körpereigene immunologische Schranke gegen das Virus blockiert oder den Körper am Erkennen des Virus hindert. Brüster hat nun versucht, diese Schwierigkeiten zu überwinden, indem er eine Autovakzine erzeugte. Er ging folgendermaßen vor:

Von 14 AIDS-befallenen Patienten wurde TB-Lymphozyten-haltiges Zellmaterial autozytophoretisch gewonnen, in einem Schutzmedium zunächst durch Ultrabeschallung und später durch Kälteaufsprengung bei -80°C behandelt und das virushaltige Zellmaterial aus den Zellen freigesetzt. Das virusaktive Material wurde 30 Minuten bei 50°C inkubiert, um das Virus zu töten. Nach einer doppelten Thermobehandlung wurde das lymphozytenhaltige Patientenplasma und damit die modifizierten RNA- und DNA-Moleküle (nach der Entfernung der Zellmembran durch Filtration) dem Patienten sechsmal in einem Vakzinationszyklus von 2 Wochen retransfundiert. Im Abstand von sechs Wochen erfolgte dann (in weiteren 2 Wochen) die zweite Behandlungsphase. Nach einer sechswöchigen Pause erfolgte dann eine dritte Behandlungsphase. Zur «Boosterung» (Verstärkung) wurde im Abstand von 6 Monaten ein neuer Vakzinationszyklus durchgeführt.

Das Ergebnis der Behandlung mit Autovakzinen war ermutigend. 10 ARC (AIDS Related Complex) und 4 AIDS-erkrankte

Patienten (Vollbild-AIDS) wurden auf diese Weise behandelt. Alle Patienten wiesen anfangs einen hohen Antikörperspiegel, positive Immunfluoreszenz, positiven Western Blot für die Gene p 24, gp 41, p 51, p 55, gp 120 und gp 160 auf. Die Patienten waren schwerkrank (Pneumozystis carinii, Kaposi sarcoma scinale usw.). Schon nach der zweiten Behandlungsphase war ein deutlicher Rückgang der klinischen Symptomatik nachweisbar. Es senkten sich auch die HIV-AK-Spiegel nach der zweiten und dritten Phase. Allen Patienten ging es klinisch wesentlich besser, und die schweren Begleiterscheinungen wie Herpes zoster, Lymphoadenopathie und andere Symptome ließen nach. Alle Patienten sind wieder im Arbeitsprozeß integriert. Drei andere Patienten, die als Kontrollen dienten, blieben in unverändertem klinischen Zustand.

Man kann aber anhand von so wenigen Patienten über eine so kurze Zeit nicht von einer Heilung sprechen. Inwieweit eine Beeinflussung des Kaposi-Sarkoms stattfand, kann noch nicht beurteilt werden. Man müßte diese Arbeit weiterführen, vieles wiederholen und die Behandlungszeit bedeutend verlängern, ehe man feste Schlüsse ziehen dürfte.

m) Neue Vakzinen

Testversuche mit einer neuen Vakzine ohne vorangehende Tierversuche.[21] Eine amerikanische Firma namens MicroGeneSys produzierte eine neue Vakzine, die die Toxizitätstests an Tieren schon bestanden hat. Diese Testtiere waren jedoch mit HIV infiziert worden, so daß man hinsichtlich dieser Wirksamkeit noch nichts aussagen kann.

Amerikanische Forscher haben versucht,[22] mit Hilfe dieser Vakzine Schimpansen gegen HIV-Infektion zu schützen, leider ohne Erfolg.

Die Vakzine besteht aus dem Hüllenprotein des Virus gp 160. Mit Hilfe von Gentechnologie stellte die Firma MicroGeneSys das gp 160 her. Das Virus-Gen, das für gp 160 codiert, wird in ein Baculovirus inseriert. Wenn dieses modifizierte Virus Insektenzellen infiziert, stellt es große Mengen von gp 160 her.

MicroGeneSys führt diese Versuche mit der Hilfe des National Institutes for Allergy and Infectious Diseases, Maryland,

USA, durch. 81 Patienten sind für die Versuche vorgesehen, zwei Drittel von ihnen werden die Vakzine erhalten. Dem Rest der Gruppe wird ein Plazebo verabreicht, (eine Pille, die gar keine Medikamente enthält). Alle diese Patienten sind homosexuelle Männer und Freiwillige. Alle 81 werden auf HIV-Infektion (HIV-Antikörper) getestet; nur diejenigen Patienten, die HIV-Antikörper-frei sind (diese Bedingung stellt Schwierigkeiten dar, weil man – wie wir gesehen haben – infiziert sein kann und doch keine Antikörper aufzuweisen braucht), werden in den Versuch aufgenommen. Den Patienten wird auch ausführlich gesagt, wie sie während des Versuches HIV-frei bleiben können. Auf diese Weise wird man feststellen können, ob man mittels Vakzine bei HIV-freien Menschen AIDS-Antikörper hervorrufen kann. Zur gleichen Zeit wird man eine Toxizitätsprüfung bei den 81 Menschen durchführen. Wir sehen den Resultaten dieser Versuche mit großem Interesse entgegen.

Eine andere Art Vakzine wurde zur gleichen Zeit ausgetestet.[23] Sechs Schimpansen sind mit einem Vakziniavirus, das das gp 160 enthält, vakziniert worden. Das Immunsystem aller sechs Schimpansen reagierte auf diese Herausforderung mit Antikörper-Produktion. Als aber die Tiere mit ihren aktivierten Immunsystemen mit HIV injiziert wurden, starben alle an dieser Infektion. Das zeigt, daß durch die Antikörper-Produktion kein Schutz gegen HIV erzielt wurde.

n) Anti-Ideotyp-Forschung

Weitere Forschung wird andernorts betrieben, um ganz verschiedenartige Vakzinen zu synthetisieren.[24] In Großbritannien stellte die Regierung dem Medical Research Council (MRC) £ 14.5 Millionen zur Verfügung, um die dort im Gang befindliche Forschung zu fördern. Ein Teil dieses Geldes dient der Forschung auf dem Gebiet der «Anti-Idiotyp-Antikörper». «Anti-Idiotyp-Antikörper» sind eigentlich Antikörper, die gegen Antikörper aktiv sind.

Was bedeutet das? Wenn ein fremdes Molekül (= Antigen) in den menschlichen oder einen anderen Körper eindringt, erzeugt das Immunsystem des Körpers die bekannten Antikörper, um den Fremdkörper zu neutralisieren. Antigene können gewisse Moleküle, die an der Oberfläche eines Bakteriums oder eines Virus - oder auch an der Oberfläche eines Transplantorgans - vorkommen, erkennen. Die Antikörper erkennen ein Antigen - die beiden passen ineinander wie zwei Teile eines Puzzles. Anders ausgedrückt: Antigen und Antikörper passen ineinander wie eine Hand in einen Handschuh. Der spezifische Teil eines Antikörpers nennt sich ein Idiotyp. Dieser ist der Teil des Antikörpers, der sich an den entsprechenden Teil des Antigens bindet. Der dialektische Teil heißt Epitop. Das Verhältnis ist also wie das der Hand, die in den Handschuh hineinpaßt. Der «Fit» von Hand und Handschuh ist spezifisch und bezüglich der Form sehr exakt. Ein fremdes Eiweiß weist überall an seiner Oberfläche Epitope auf, die bei der Bindung mit Antigenen sehr spezifisch sind.

Antikörper können selbst wie Antigene wirken. Wenn man z.B. die Antikörper gegen irgend etwas in ein zweites Tier injiziert, wird das zweite Tier diese Antikörper vom ersten Tier als Fremdkörper identifizieren. Das zweite Tier wird dann Antikörper gegen die Antikörper des ersten Tieres synthetisieren. So entstehen Antikörper gegen Antikörper, die sich anti-idiotype Antikörper nennen. Weil nun HIV-Antikörper nicht HIV neutralisieren können, hofft man, daß antiidiotype Antikörper eine effektive Reaktion gegen alle mutanten Unterstämme von HIV zeigen werden. Diese Idee wird man nun experimentell austesten.

Die erste experimentelle Arbeit auf diesem Gebiet geschah an Mäusen. Man fand tatsächlich heraus, daß anti-idiotype Antikörper gegen verschiedene mutante Arten von HIV aktiv waren - sie neutralisieren HIV-Infektionen. Dieser Mechanismus geht aber noch ein Stadium weiter. Denn nicht nur die verschiedenen Arten von HIV-Mutanten wurden neutralisiert, HIV-II und dazu noch andere eng verwandte Retroviren wurden neutralisiert. Sogar SIV (Affen-AIDS) gehörte in die Liste der neutralisierten Organismen - also nicht nur HIV-I, sondern auch HIV-II und SIV gehörten zu den empfindlichen Organismen.

Der Rezeptor an all diesen Organismen muß also über alle Mutationen und Arten dieses Virus konstant sein. Das ergibt sich zwangsläufig, denn sonst würde der Organismus den CD

4-Rezeptor auf der T-Helferzelle nicht anerkennen. Das Immunsystem selbst erzeugt einen solchen universellen Antikörper nicht, vielleicht aus dem Grund, weil der Glycoprotein-Rezeptor normalerweise nicht zugänglich ist.

Diese Ideen werden jetzt an zwei ARC-Patienten ausprobiert. Sie werden 7–10 Tage lang diese besonderen Antikörper Injektionen erhalten, um zu prüfen, ob das Virus mit diesen Mitteln aus der Blutbahn vertrieben wird.

Aber auch in diesem Schema der Forschung treten Schwierigkeiten auf. Der Körper produziert normalerweise viele Antikörper gegen AIDS. Doch sie können den Verlauf von AIDS weder hemmen noch neutralisieren. Luc Montagnier vom Pasteur Institut in Paris schlägt als Antwort zu dieser unerwarteten Inaktivierung der Antikörper vor: 1. Der Rezeptor auf dem AIDS-Virus für den Antikörper könnte von einem Zuckermolekül zugedeckt oder blockiert sein. 2. Oder der Rezeptor könnte irgendwie in der Oberfläche des Virus versenkt sein. 3. Oder der Rezeptor könnte Antigene simulieren, die im Körper schon vorhanden sind.[25]

Bis heute ist aber die anti-idiotype Methode die einzige, die vollaktive neutralisierende Antikörper gegen eine ganze Reihe von HIV-Arten einschließlich HIV-II erzeugt. Diese Forschung hat die bisher hoffnungsvollsten Resultate für eine AIDS-aktive Vakzine geliefert. Entsprechend wird sie auch weiterverfolgt. Man wartet auf klinische Resultate, bevor eine endgültige Beurteilung möglich ist.

o) Bestrahltes HIV als Basis einer Vakzine gegen AIDS[26]

Sachverständige sind der Meinung, daß bestrahlte (also inaktivierte) AIDS-Viren eine gute Therapie für HIV-infizierte Patienten bieten könnten, bei denen aber noch keine AIDS-Symptome aufgetreten sind. Sobald die ersten Tests abgeschlossen sind, könnte man dann eine solche Vakzine bei Menschen anwenden, die noch nicht AIDS-infiziert sind.

In Kalifornien hoffte man mit Versuchen dieser Art vor Ende 1987 anfangen zu können, soweit die US-FDA (Food and Drug Administration) die Genehmigung für Versuche dieser Art an Menschen erteilt. Ärzte am University Medical Center in Sacramento bitten um 40 Freiwillige für diesen klinischen Versuch. Nur 20 würden die Vakzine erhalten, die anderen ein Plazebo.

Die 20 Patienten werden HIV erhalten, das so stark bestrahlt worden ist, daß es nicht fähig ist, irgendeine Zelle zu infizieren. Wissenschaftler an der University of California werden jede Probe der bestrahlten Viren prüfen, um festzustellen, ob alles rein und nicht infektiös ist.

Die Firma, die die neue Vakzine herstellen will, heißt *Immune Response Corporation of La Jolla, Kalifornien*. Diese Gesellschaft kollaborierte mit Jonas Salk, der 1954 das inaktivierte Ganzvirus gegen Poliomyelitis (Kinderlähmung) entwickelte. Salk nennt das neue Präparat nicht «Vakzine», sondern «ein potentielles immun-therapeutisches Agens». Der Zweck dieses Mittels ist es, den vollen Ausbruch der AIDS-Krankheit in bereits infizierten Personen zu verhindern. (Im Normalfall verabreicht man aber Vakzine nicht-infizierten Menschen.)

Sobald die Versuche beginnen, werden die Ärzte prüfen wollen, ob derart behandelte, schon infizierte Menschen eine längere Inkubationsperiode aufweisen, ehe die Symptome von AIDS manifest werden. Diese Art vorzugehen (nur Menschen zuzulassen, die schon AIDS-infiziert sind), vermeidet das ethische Problem, das auftreten würde, wenn man nicht infizierten Menschen ganze HIV-Viren verabreichen würde – das Risiko könnte zu groß sein.

Don Martensen, Director of Public Affairs, School of Medicine, University of California, kommentierte: «Dies stellt das erste Stadium einer längeren Untersuchung dar. Wir erwarten nicht, daß die ersten Patienten viele Vorteile empfangen werden. Wir erwarten nur Altruismus von denen, die daran teilnehmen.»

Die ersten Tierversuche nach obiger Methode zeigten, daß einige Tiere Antikörper entwickelten. Niemand konnte aber jetzt schon Schlüsse daraus ziehen. Tests mit Schimpansen und Rhesus Affen würden abgeschlossen werden, ehe man zu weiteren klinischen Versuchen überginge. Martensen sagte aber, daß es Präzedenzfälle gebe, die bewiesen hätten, daß komplette tote Organismen Schutz gegen lebendige Organismen verleihen. Die Polio-Vakzine, die man an der University of California in

Davis entwickelte, schützte Affen gegen eine ähnliche Art von AIDS. Weitere Forschung ist also auch hier nötig, bevor man entscheiden kann, ob eine solche Vakzine klinisch interessant sein könnte.

Der Autor ist sich bewußt, daß diese Zusammenstellung von Anti-AIDS-Drogen sehr lückenhaft ist. Die Forschung ist jedoch viel zu jung, so daß keine abschließenden Resultate vorliegen. Die neuesten Berichte und Resultate werden Sie künftig im Magazin «factum» finden (siehe Hinweis im Anhang).

Kapitel VI

AIDS - Die geographische Verteilung der Infektion

Anhand einzelner Beispiele soll in diesem Kapitel die Situation bezüglich AIDS in verschiedenen Erdteilen und Kulturen besprochen werden.

AIDS in Hongkong[1]

Hongkong hat, obwohl die Bevölkerung die strikt viktorianische Gesetzgebung gegen Homosexualität und auch gegen Promiskuität respektiert, einen großen Aufklärungsfeldzug gegen AIDS begonnen.

Das Resultat der strikten Gesetzgebung in Hongkong (und deshalb auch der strikten Gesinnung der Bevölkerung im allgemeinen) ist eine sehr niedrige AIDS-Rate in der Kolonie. Die vielen internationalen Besucher in Hongkong könnten jedoch diese Situation schlagartig durch die Importierung des AIDS-Virus ändern. Im Spätherbst 1987 wiesen etwa 90 Menschen den AIDS-Antikörper im Blut auf. Mit Tests auf Antikörper wurde in Hongkong erst im April 1985 angefangen.

Auch hier gilt zu bedenken, daß selbst die besten AIDS-Tests *einen falschen positiven Test auf zwei wirklich positive Tests* liefern[2]. Man muß also mit allen AIDS-Statistiken immer noch sehr vorsichtig umgehen, besonders wenn die Tests in Ländern durchgeführt werden, die auf diesem Gebiet über wenig Erfahrung verfügen. In AIDS-Kreisen weiß man, daß AIDS-Antikörper-Tests immer noch nicht unfehlbar sind. Die Folge dieser Testunsicherheit ist, daß viele Menschen mit ihrer Promiskuität nicht aufhören - bis die AIDS-Symptome sie selbst erwischen. Dann erst übereilt sie die AIDS-Panik, so daß sie mit anderen Homosexuellen Aufruhr und gewalttätige Demonstrationen durchführen.

Von den 90 AIDS-positiven Fällen, die man in Hongkong entdeckte, sind die Hälfte (45) Bluter, die durch die Injektion von mit AIDS verunreinigtem Faktor VIII aus den amerikanischen Blutbanken AIDS-Antikörper-positiv geworden sind. Die restlichen 45 Fälle waren entweder homosexuell oder heterosexuell.

Unter den 90 positiven Fällen haben sechs Vollbild-AIDS entwickelt und sind auch daran gestorben. Fünf der Verstorbenen waren homosexuell, die sechste Person war eine Filipin Frau.

a) Die anti-homosexuelle Gesetzgebung in Hongkong

Homosexuelle Handlungen unter Männern werden in Hongkong mit lebenslangem Gefängnis bestraft. Aus diesem Grund mußten die medizinischen Institutionen und die Gesundheitsbehörde mit dem Anti-AIDS-Feldzug in Hongkong sehr vorsichtig vorgehen. Absolute Vertraulichkeit gegenüber den Homosexuellen mußte gewahrt werden, denn alle Betroffenen hatten Angst vor dem Gesetz und den Maßnahmen der Behörden. So wurde absolute Vertraulichkeit bei jedem Antikörpertest zum *sine qua non* des Feldzuges in Hongkong.

Die Hauptgefahr in Hongkong, soweit es sich um AIDS handelt, ist also immer noch die Gefahr der Homosexualität und der Infektion der Bluter. Wenn die Epidemie weiter fortschreitet, wird dieses Gewicht von der Homosexualität natürlich verschoben – Blutbanken und Drogenmißbrauch werden dann die Epidemie weiter ausbreiten. Die Namen der HIV-positiven Menschen in Hongkong werden nie genannt, man ersetzt sie durch Codes. Eine weitere Komplikation der Situation in Hongkong liegt darin, daß sich die homosexuelle Kultur dort im Versteckten abspielt, wo sie nur schwer aufzudecken ist.

b) Finanzielle Mittel gegen AIDS in Hongkong

Die Regierung von Hongkong stellte £ 90000 für diesen Anti-AIDS-Feldzug zur Verfügung. Theoretisch legt der Feldzug das Hauptgewicht auf folgende Anweisungen: 1. Bleibt bei einem einzigen Geschlechtspartner (hetero- oder homosexuell), 2. Verwendet Kondome für «sicheren Sex». Explizit ist man in Sexangelegenheiten in Hongkong – im Gegensatz zu Europa, wo man zu absoluter Schamlosigkeit tendiert – zurückhaltend, denn die Chinesen sind in dieser Hinsicht sehr konservativ.

Der Anti-AIDS-Feldzug scheint wirkungsvoll zu sein, denn die Bitten um Beratung auf diesem Gebiet stiegen sprunghaft auf 9000 Telefonanrufe in 15 Wochen.

Aber nicht nur Homosexualität bietet in Hongkong Schwierigkeiten. Die Kolonie beherbergt etwa 20000 Fixer. Merkwürdigerweise zeigten die etwa 1352 Fixer, die auf HIV-Antikörper getestet wurden, keinen einzigen positiven Test. Wahrscheinlich sind also die Drogenabhängigen in Hongkong nicht promisk oder sie verwenden keine gebrauchten Nadeln. Es ist möglich, daß sie das Geld für ihren Drogenkonsum nicht bei den Promisken verdienen müssen.

Da Hongkong ca. 3,7 Millionen Touristen pro Jahr beherbergt, könnte es sein, daß dort bald eine Welle von AIDS-Infektionen auftauchen könnte. Ca. 90 Millionen Menschen besuchen jährlich die benachbarten Länder und Hongkong. Dabei zählt die Bevölkerung Hongkongs nur rund 5 Millionen.

Auch wenn die Regierung jetzt noch keine Gesundheitszertifikate (einschließlich AIDS-Antikörperzertifikate) verlangt, ist es wahrscheinlich nur eine Frage der Zeit, bis eine regelrechte AIDS-Pandemie in Hongkong ausbricht.

AIDS in Kalifornien und in Illinois, USA[3]

Auf Gouverneur George Deukmejians Schreibtisch liege – so hieß es am 1. Oktober 1987 – ein Gesetzesentwurf für den Staat Kalifornien, der zum Ziel hat, die schnellere Austestung von neuen Drogen gegen AIDS zu ermöglichen. Sollte Gouverneur Deukmejian diesen Entwurf unterzeichnen, wäre Kalifornien der erste Staat der Union (des Bundes), in dem AIDS-Drogen getestet, hergestellt und verkauft werden dürften, ohne daß zuerst die Genehmigung der FDA (Food and Drug Administration) eingeholt werden müßte.

Seit langer Zeit sind kalifornische Politiker dem Federal Government gegenüber skeptisch. Sie meinen, es brauche viel zu viel Zeit, um die Genehmigung der zentralen Bürokratie für die Anwendung von neuen AIDS- und anderen Drogen zu erlangen. Die zentrale Bürokratie sei zu starr. Mit diesem neuen Gesetzesentwurf möchte man das «Red Tape» (Verstrickungen der Bürokratie) durchschneiden.[4] Der neue Gesetzesentwurf ist vom kalifornischen Unterhaus mit 79 zu 0 Stimmen bereits genehmigt worden. (Die Gesetzgebung wurde mit 38 gegen 0 Stimmen vom Senat bewilligt.) Wenn nun Gouverneur Deukmejian den Gesetzesentwurf unterzeichnet, wird er sofort in Kraft treten. Legt aber Deukmejian sein Veto ein, können die beiden legislativen Häuser mit einer Zweidrittel-Mehrheit den Entwurf in Bälde in Kraft treten lassen.

Obiges wird berichtet, um zu zeigen, wie die AIDS-Stimmung in den USA ist. Mit den dringlichsten Maßnahmen will man die AIDS-Forschung vorantreiben. Die gleiche Entwicklung beobachtet man auch im Staate Illinois. Dort unterzeichnete Gouverneur James Thompson 10 Maßnahmen, wonach die AIDS-Bekämpfung beschleunigt und verstärkt werden sollte.

Der neue Gesetzesentwurf des Staates Illinois wird es der staatlichen Gesundheitsbehörde erlauben, Geschlechtspartner von AIDS-infizierten Menschen zu identifizieren. Die Information, die die AIDS-infizierte Person liefert, wird als Basis dieser Identifikation benutzt. Die Behörde wird durch das neue Gesetz die Befugnis erhalten, AIDS-Patienten unter Quarantäne zu halten, «wenn klare und unmißverständliche Evidenz dafür besteht, daß die öffentliche Gesundheit ohne Quarantäne gefährdet wird». Dieser letzte Satz ist natürlich sehr wichtig und entspricht den medizinischen Regeln zur Eindämmung der meisten kontagiösen Krankheiten.

Ein weiterer Punkt in der neuen Gesetzgebung in Illinois sieht vor, daß die öffentliche Gesundheitsbehörde alle Blut-, Samen- und Gewebespenden auf AIDS-Antikörper testen muß. Dazu soll jedes Brautpaar vor der Trauung auf AIDS-Antikörper getestet werden.

Die ersten Maßnahmen gegen eine weltweite Plage, wie die der mittelalterlichen Pest, sind damit bereits in den Statutenbüchern der Welt erschienen. Wenn keine effektive Therapie gegen AIDS gefunden wird, werden sie auch bitter nötig sein, denn halbe Maßnahmen werden eine solche Seuche nie eindämmen können. Selbst wenn eine geistliche Erneuerung, die zur Eindämmung der Promiskuität führen würde, eintritt, werden Bluttransfusionen, Drogenmißbrauch und Organtransplantationen die Seuche weiterhin fördern. Denn es gibt in der Bevölkerung eine Art «kritische Masse» von Infizierten, die, wenn sie einmal erreicht worden ist, die Infektion auch ohne Promiskuität perpetuieren wird.

AIDS in Thailand[5]

Die Regierung Thailands hat sich gegen einen Anti-AIDS-Feldzug entschieden. Der Grund für diese Entscheidung liegt in der Tatsache, daß Thailand sehr viele ausländische Touristen erwartet und dafür Reklamefeldzüge betreibt («Visit Thailand this Year» = besuchen Sie Thailand dieses Jahr), um weitere Touristen anzulocken. Führte man nun zur gleichen Zeit einen Anti-AIDS-Feldzug durch, würden – so fürchtet man – die Touristen fernbleiben!

1986 besuchten mehr als 2,5 Millionen Touristen Bangkok. Meine Frau und ich waren 1987 ebenfalls dort und haben die Lage persönlich in Augenschein genommen. Bangkok ist für seine Massagesalons und Nachtlokale berühmt. Man schätzt, daß es dort rund 100000 Prostituierte gibt. Erstaunlich ist deshalb, daß Thailand noch nichts gegen die drohende AIDS-Gefahr unternommen hat. Man hat dort wahrscheinlich weniger Angst vor AIDS selbst, als vielmehr vor der AIDS-Panik. Diese Panik wäre während des «Besuchen-Sie-Thailand-Jahres» nach Ansicht der thailändischen Regierung sehr kontraproduktiv gewesen.

Seit dem Jahr 1984 weist Thailand 6 AIDS-Fälle auf. Alle waren Homosexuelle, 4 waren Ausländer, 2 waren Thais. Aber Letztere hatten AIDS in den USA bekommen. Beide Thai-Patienten sind jetzt tot.

Trotzdem hat Thailand ca. 10000 AIDS-Antikörpertests bei Prostituierten und Homosexuellen durchgeführt. Weitere

10000 solcher Tests sind bei Thais durchgeführt worden: Die Betreffenden hatten in Saudiarabien um Arbeitsgenehmigung nachgesucht, wofür ein AIDS-Zertifikat erforderlich ist. Nur 26 Fälle unter den 10000 Getesteten ergaben positive Resultate (ELISA-Test, d.h. Enzyme-Linked Immunosorbent Assays). *Jedoch waren nach dem Western Blot Test alle 26 Fälle negativ.*

Eine weitere Aktion gegen AIDS ist in Thailand trotz des oben Gesagten durchgeführt worden. Alle drei Monate suchte sich eine Gruppe von Ärzten 200 Menschen aus, die zu den Risikogruppen (Prostituierte und Homosexuelle) gehörten, um sie auf HIV-Antikörper zu testen. Diesen 200 Menschen wird genauestens gesagt, wie man AIDS vermeiden kann. Die Ärzte testen eine so kleine Gruppe, weil AIDS-Antikörpertests für die ganze Risikogruppe zu teuer kämen. Als Schutz gegen AIDS empfehlen auch diese Ärzte den Gebrauch von Kondomen.

Hierzu muß man, um Mißverständnisse zu vemeiden, folgendes hinzufügen: Kondome bieten besonders bei analem Verkehr nur reduzierten Schutz gegen HIV, denn sie werden leicht virusdurchlässig. Kondome, die aus natürlicher Membran hergestellt werden, sind in dieser Hinsicht gefährlich.[6] Aber auch Kondome aus synthetischem Stoff können analen Verkehr schlecht aushalten, besonders in Verbindung mit fetthaltigen Schmierstoffen, so daß auch sie leicht virusdurchlässig werden.

In Thailand selbst sagt man öffentlich sehr wenig über AIDS, denn man hat festgestellt, daß bereits eine resistente Art von Gonorrhöe («Supergonorrhöa») vorhanden ist. Die Propagandawelle, die diese Supergonorrhöe-Epidemie begleitet, hat sich beim Tourismus negativ ausgewirkt. Man fürchtet nun, daß die zusätzliche öffentliche Erwähnung von AIDS eine besonders negative Auswirkung auf den Tourismus mit sich bringen würde. Deshalb schweigt man lieber. Der Nährboden für AIDS als eine nationale Epidemie in Thailand scheint aber gegeben.

AIDS in der Europäischen Gemeinschaft[9] und in Schottland[7]

Während des Jahres 1987 wies Schottland 2 neue AIDS-Fälle

monatlich auf. Bis zum Jahr 1991 erwartet man aber mehr als einen neuen AIDS-Fall pro Tag.[8]

Bis Ende Januar 1987 gab es 17 HIV-Fälle in Schottland. Alle hatten heterosexuellen Kontakt mit HIV-Trägern gepflegt. Die meisten Fälle in diesem Land stammten ursprünglich von Fixern. Der Alkoholmißbrauch ist dort bedeutend stärker als in England, was die sexuelle Seite der HIV-Übertragung beeinflussen könnte.

Die Gesundheitsminister der Europäischen Gemeinschaft haben beschlossen, gegen das AIDS-Problem gemeinsam vorzugehen. AIDS-Forschung wird von 12 öffentlichen Gesundheitsbeamten koordiniert und die Verteilung der Forschungsinformation entsprechend gehandhabt. Außerdem erwägt man die AIDS-Tests an den Ländergrenzen. Man hat aber ebenfalls eingesehen, daß eine solche Maßnahme beim heutigen Stand der Dinge ineffektiv sein würde. Ganz andere Maßnahmen wären erforderlich, um die Epidemie entscheidend einzudämmen.

Eine zuverlässige AIDS-Information über den Stand der Epidemie in der BRD ist rar – dies als direkte Folge der fehlenden Meldepflicht in diesem Staat (jetzt eingeführt).

AIDS in der westlichen Industriewelt[10]

Die AIDS-Situation in der heutigen westlichen industrialisierten Welt ist sehr gut an der Haltung der dortigen pharmazeutischen Industrie zu ermitteln. Die pharmazeutischen Firmen im Westen veranstalten ein großes Wettrennen bei der Suche nach einer effektiven AIDS-Therapie, denn auch hier hat man das große Geld bereits gewittert. Deshalb wollen sich viele Firmen einen Platz «an der Sonnenseite» dieses Marktes sichern. Findet man eine effektive Therapie, wird natürlich jeder Preis dafür bezahlt werden, um sie zu erwerben. Die drohende AIDS-Pandemie spornt deshalb viele sonst nüchterne Geschäftsleute zu enormen Forschungsausgaben an.

AIDS und die Inuit (Eskimos)[11]

Die dänische Gesundheitsbehörde warnt davor, daß das Auftreten einer HIV-Infektion in Grönland die Bevölkerung dort buchstäblich dezimieren oder gar ausrotten könnte. 80% der Bevölkerung Grönlands sind Inuit und leben höchst promisk. Die Grönländer leiden unter der stärksten Anfälligkeit für sexuell übertragbare Krankheiten in der Welt. Jährlich erkranken deshalb ca. 10000 (20% der Gesamtbevölkerung) an Gonorrhöe. Diese Anfälligkeitsrate ist etwa 100% höher als in Dänemark selbst.

Sollte also das AIDS-Virus Grönland erreichen und dort Fuß fassen können, würde die Situation sehr schnell pandemisch. Die Lage wäre kaum unter Kontrolle zu bringen. Man erwartet sogar, daß in diesem Fall die Bevölkerung innerhalb kürzester Frist mindestens dezimiert würde.

Aus diesen Überlegungen heraus arbeitet die dänische Gesundheitsbehörde mit dem Slogan «Mehr Kondome, weniger Sex». Ob das etwas nützt, da doch recht wenige Menschen imstande zu sein scheinen, ihr Sexualleben durch eigene Willenskraft und gute Vorsätze einzuschränken?

Die meisten Ärzte des Nordens befürchten ganz offensichtlich eine AIDS-Katastrophe in Grönland, es sei denn, man findet in der Zwischenzeit eine effektive Therapie gegen AIDS.

Kapitel VII

Weitere klinische und wirtschaftliche Aspekte von AIDS

AIDS-Medikamente können unter zwei Kategorien klassifiziert werden:

1. Die Gruppe von Stoffen, die das AIDS-Virus direkt angreifen. Zu dieser Gruppe gehören natürlich die chemotherapeutischen Substanzen.
2. Die Gruppe von Stoffen, die den Schaden im Immunsystem reparieren sollen.

Man darf dabei aber nicht vergessen, daß AIDS nicht nur lymphotrop, sondern auch neurotrop ist und deshalb die Zellen des ZNS (Zentralnervensystems) angreift. Wenn nun solche ZNS-Zellen einmal durch HIV zerstört worden sind, kann selbst die Tötung des ursächlichen Virus die ruinierten Neuronen nicht wieder ersetzen; denn normalerweise replizieren sich solche Zellen nicht. Aus diesen Anti-AIDS-Stoffen ergäbe sich die hypothetische dritte Gruppe, die die neurotrope Schädigung des ZNS irgendwie wieder gutmachen sollte, was nach heutigen Erkenntnissen kaum möglich ist. Ein ganz neues Forschungsgebiet müßte dazu eröffnet werden, um bei ARC (AIDS-Related Complex) effektiv helfen zu können. Solche Stoffe würden dann – wenigstens theoretisch – bei AIDS-Demenz helfen. Viele Neurologen wären nach den heutigen Erkenntnissen in einem solchen Unterfangen ganz einfach überfordert. Auch hier gilt: vorbeugen ist besser als heilen.

Doch wer will ein enthaltsames Leben gegen eine möglicherweise ausbleibende Heilung eintauschen? Daß dies die eigentliche Wahl ist, haben viele Ärzte und Naturwisenschaftler heute klar erkannt.

Die Behauptung, daß das AIDS-Virus *selbst* nicht töte, ist

nicht wahr, obwohl sie immer wieder aufgestellt wird. Man betont dabei, daß es die opportunistischen Infektionen als Resultat von Immun-Defizienz seien, die töten würden. Sicher ist das bei der *lymphotropen Aktivität* des Virus der Fall, nicht aber bei der *neurologischen Aktivität* im Zentralnervensystem. Tötet das Virus die Lymphozyten, wird der Wirtsorganismus nur indirekt durch opportunistische Infektionen getötet. Die Tötung der ZNS-Neuronen durch das Virus führt aber direkt zum Tod des Organismus.

In der Forschung auf dem Gebiet der ersten Gruppe stellen sich den Wissenschaftlern einige schwere Aufgaben, denn das AIDS-Virus sitzt direkt in der Genetik des Wirtsorganismus. Hier wird es schwierig sein, das Virus in seiner Lage selektiv anzugreifen, ohne gleichzeitig die Wirtszelle zu schädigen. Substanzen wie Azidothymidin (AZT, Retrovir, Zidovudin) sind in den meisten Industrieländern als Anti-AIDS-Mittel zugelassen, obwohl Retrovir selbst ziemlich toxisch ist. Diese Nukleosidanaloga bewirken eine Anämie, was Bluttransfusionen nötig macht. Es kann sein, daß die schnelle Replikation des HIV-Virus (viel schneller als alle anderen, der Naturwissenschaft bekannten normalen Organismen) viel Thymidinderivat für die Chemie dieser Teilung erforderlich macht. Aus diesem Grund könnte das Virus gegen das «falsche» Thymidin (d.h. Azidothymidin) empfindlicher sein als normale Zellen, was die Tatsache erhärten würde, daß Azidothymidin tatsächlich selektiv gegen das AIDS-Virus wirksam ist.

In den westlichen Industrieländern befaßt man sich gegenwärtig mit der Forschung auf dem Gebiet der zweiten Gruppe für AIDS-Therapie. Gewisse Substanzen scheinen die Periode zu verlängern, in der ein AIDS-Infizierter das AIDS-Virus symptomlos trägt, oft ohne daß er AIDS-Antikörper aufweist, auch wenn er Antikörper-positiv ist, braucht er lange Zeit keine AIDS-Symptome aufzuweisen. Die Periode zwischen der AIDS-Infektion und dem Erscheinen von AIDS-Antikörpern oder AIDS-Symptomen ist auch nicht konstant. Man kann HIV-infiziert sein, ohne HIV-Antikörper zu entwickeln, oder man kann lange Zeit AIDS-Antikörper tragen, ohne daß irgendwelche anderen AIDS-Symptome auftreten. Diese beiden

Latenzzeitperioden müssen irgendwie mit der Abwehr des Immunsystems zusammenhängen. Könnten bestimmte Medikamente diese natürliche Abwehr verstärken und vielleicht die Latenzzeiten verlängern? AZT scheint das Einnisten einer HIV-Infektion zu verhindern.[1]

Wenn sich die westliche pharmazeutische Industrie mit Erfolg auf diesem Gebiet betätigen kann, rechnet sie mit einem sehr großen Markt für solche Therapien gegen AIDS. In diesen Kreisen rechnet man mit einer regelrechten AIDS-Epidemie, und zwar weltweit. Man ist der festen Meinung, daß die AIDS-Pandemie letztlich den Weg von schwarzen Pocken, Poliomyelitis (Kinderlähmung), Tuberkulose, Gonorrhöe (Supergonorrhöe?), Malaria (resistenter Malaria?) nehmen wird.

Effektivität und Kosten von AZT (Azidothymidin, Zidovudin, Retrovir)

Die klinischen und wirtschaftlichen Kosten von AIDS sind heute bereits horrend[2]. Selbst bevor die erste Anti-AIDS-Droge auf den Markt kam (AZT = Retrovir), war AIDS die in der Behandlung teuerste Krankheit. Retrovir kostet für die Jahresbehandlung eines Patienten 8000 bis 10000 US-Dollar. Die Krankenhäuser von New York haben ausgerechnet, daß die Behandlung von AIDS-Patienten rund 25% teurer ist, als die aller anderen Patienten. Außerdem benötigen solche Patienten etwa 40% mehr Krankenpflege als «normale» Patienten. Ihre AIDS-Drogen kosten doppelt so viel wie alle anderen Medikamente. Der Krankenhausaufenthalt von AIDS-Patienten ist durchschnittlich zwei Wochen länger.

Die Kosten, die für die Pflege eines AIDS-Kranken bis zu seinem Tode veranschlagt werden müssen, betragen durchschnittlich 75000 US-Dollar. 1986 betrugen die Kosten der AIDS-Pflege in den USA ca. 1 Milliarde Dollar, was 0,3% der gesamten US-Gesundheitskosten ausmachte.

Man rechnet damit, daß sich bis 1991 die Zahl der AIDS-Patienten in den USA verfünffacht haben wird. 1986 waren es 32000. Bis 1991 werden es wahrscheinlich 172000 sein. Bis zu diesem Zeitpunkt wird AIDS nach Autounfällen den größten Anteil der US-Ausgaben für medizinische Pflege ausmachen. Bis in vier Jahren – von 1987 an gerechnet – werden die AIDS-Patienten-Pflegekosten 8,5 Milliarden US-Dollar erreicht haben. Forschung für AIDS und Bluttests sowie Erziehung werden weitere 2,3 Milliarden US-Dollar jährlich kosten. Durch AIDS verursachte indirekte Kosten (z.B. Produktivitätsverluste und Lohnausfälle) werden den Gesamtbetrag von 66 Milliarden US-Dollar erreichen. Diese Prognosen gelten natürlich unter der Voraussetzung, daß keine effektiven neuen Drogen gegen AIDS gefunden werden, und daß man keine anderen, therapeutischen Mittel entdeckt, die die AIDS-Pandemie zum Stillstand bringen könnten.

Burroughs Wellcome Foundation, das große Pharma-Unternehmen in England, hat kalkuliert, daß, wenn 20000 Patienten die Droge Retrovir (AZT) einnähmen, 386 Millionen US-Dollar an AIDS-Kosten jährlich gespart werden könnten. Die Kalkulation erfolgte auf der Basis, daß Retrovir die Pflegekosten im ersten Jahr um ein Viertel pro Patient reduziert. Das wiederum resultiert aus der jährlichen Verkürzung des Krankenhausaufenthaltes des Patienten. Burroughs Wellcome investierte etwa 80 Millionen US-Dollar in die Forschung und Herstellung von AZT. Diesen Betrag wird die Firma (= Foundation) nach einem Jahr in etwa doppelt zurückgewonnen haben.

Bei den Kalkulationen von Burroughs Wellcome Foundation gibt es aber auch eine andere Seite. AZT-Patienten benötigen trotz allem Extra-Krankenhauspflege: Sie sind auf Bluttransfusionen angewiesen. Hinzu kommt, daß sie durch AZT nicht geheilt werden. Ihr Leben wird lediglich verlängert, wenn sie regelmäßig mit AZT behandelt werden. Jeder zusätzliche Tag ihres qualvollen Lebens kostet weiter viel Geld. Die beste Therapie schiebt den Tod bloß ein wenig hinaus. Die eigentliche Frage, die zählt, ist, ob der AIDS-Patient mit AZT eine bessere Lebensqualität genießt als ohne Droge. Wenn ja, dann lohnt sich die Behandlung. Wer aber entscheidet über Fragen der Lebensqualität bei einem oft zum qualvollen Tod Verurteilten?

AZT ist eine der teuersten Drogen, die verschrieben werden kann. Sie wurde 1964 in Detroit entdeckt und war deshalb nach

1984 durch keine Patente mehr geschützt. Dr. Samuel Broder vom National Cancer Institute entdeckte 1984 die Aktivität der Droge gegen AIDS und übergab die Substanz und alle Daten der Burroughs Wellcome Foundation, damit ein Dringlichkeitsprogramm zur Austestung der Verbindung ausgearbeitet werden konnte. Im Juli 1985 erteilte die Federal Drug Administration (FDA) den «Orphan Drug Status» für AZT, was bedeutet, daß die Droge während sieben Jahren exklusive Marktrechte besitzt und Steuerermäßigungen genießt. Die FDA übt auch keine Preisbestimmungen aus. So kann die Firma, die das patentlose Medikament entwickelt, ihre Entwicklungskosten wieder einbringen.

Unter diesen Bedingungen wurde AZT also klinisch geprüft. Nach einem Jahr stellte man fest, daß die Patienten, die AZT erhielten, bessere Ergebnisse zeigten als die der Kontrollgruppe. Die AZT-Patienten zeigten nur einen Todesfall auf 145 Patienten. Die Patienten, die mit einem Plazebo behandelt wurden, zeigten 19 Todesfälle auf 137 Patienten – alles innerhalb einer Behandlungsperiode von einem Jahr. Diese Ergebnisse scheinen wirklich signifikant zu sein.

Auf diese Resultate hin wurde AZT durch die FDA genehmigt und bekam den Namen «Retrovir». Bis jetzt haben über 5000 Patienten Retrovir gratis von der Burroughs Wellcome Foundation erhalten – sie dienten als «Versuchskaninchen», deshalb wurde das Medikament gratis abgegeben.

Nach einigen Wochen werden aber auch diese Patienten ihre Therapie mit Retrovir selbst bezahlen müssen. Die Firma hat jetzt schon Pillen für ungefähr 15000 Patienten bereitgestellt. Bis Ende 1987 war das Ziel die doppelte Menge.

Das US-Medicaid-Programm stellt AZT allen mittellosen Patienten gratis zur Verfügung. Dieses Programm allein kostet jährlich rund 50 Millionen US-Dollar. Für ein weiteres Jahr rechnet man mit dem dreifachen Betrag, also 150 Millionen. Woher das Geld für dieses Programm kommen soll, ist heute noch nicht klar, denn Medicaid wird staatlich und nicht auf Bundesebene finanziert. Die staatlichen Mittel sind sehr streng und knapp bemessen. So entpuppt sich das AIDS-Programm nicht nur als ein medizinisches. Finanzen spielen eine sehr bedeutende Rolle.

Ungefähr 40% der US-AIDS-Patienten werden von Medicaid und von Medicare (Programm für die älteren Bürger) getragen. In der Zukunft wird dieser Prozentsatz unmöglich von Medicaid ohne zusätzliche Hilfe getragen werden können.

Der Staat New York hat ungefähr 30% aller AIDS-Patienten der USA zu versorgen. Von diesen 30% sind ca. 66% Medicaid-unterstützte Patienten. In San Francisco waren etwa 20% der dortigen AIDS-Patienten für Medicaid zugelassen. San Francisco ist das zweitgrößte Zentrum für AIDS in den USA.

Doch ehe wir weiter über die finanziellen Aspekte von AIDS ausführen, muß der Disput zwischen dem Pasteur Institut und den Vereinigten Staaten bezüglich AIDS-Patenten erwähnt werden.

Der Rechtsstreit zwischen Paris und New York über AIDS-Tests

Gewisse Tests für AIDS-Antikörper wurden in Paris und auch in New York entwickelt, und es galt, diese Tests patentrechtlich zu schützen. Die Lizenzen sollten weitere AIDS-Forschungen finanzieren. Luc Montagnier entdeckte das AIDS-Virus zuerst. Nach ihm entdeckte der Amerikaner R. Gallo das gleiche Virus. Beide Gruppen arbeiteten nun an Tests, die die Gegenwart von AIDS-Antikörpern im Blut feststellen sollten. Es war also fast zu erwarten, daß es zu einem Rechtsstreit über die Patentierung dieser Antikörpertests kommen würde.

Präsident Ronald Reagan und der französische Premierminister Jacques Chirac trafen sich in dieser Angelegenheit. Sie kamen dabei überein, daß die Gewinne aus den Patentrechten dieser AIDS-Tests zwischen den USA und Frankreich geteilt werden sollten. 80% der 5 Millionen US-Dollar Lizenzgelder werden einem neuen Forschungsinstitut und einer AIDS-Stiftung übergeben, die international sind und AIDS-Forschung betreiben. Das Institut verpflichtet sich, 25% seines Einkommens für die Grundlagenforschung über AIDS-Viren und für AIDS-Erziehung zur Verfügung zu stellen, und zwar in der Dritten Welt.

Auch private Spender geben heute viel für AIDS-Opfer aus.

Durch den Verkauf des Nachlasses (Schmuck) der Duchess of Windsor im April 1987 in Genf wurden über 50 Millionen US-Dollar eingenommen, die dem Pasteur Institut in Paris zugute kamen.

AIDS ist also nicht nur ein medizinisches und forschungstechnisches Problem. AIDS bringt ganz große unvorhergesehene finanzielle Probleme mit sich.

AIDS und US-Politik

In den USA sind bereits 25000 Menschen an AIDS und seinen Folgen gestorben. Die Fragen der Kosten einer AIDS-Behandlung bis zum Tod des Patienten sind also dort am genauesten untersucht und publiziert worden. Die Probleme der Versicherung von AIDS-Kosten, der Diskriminierung von AIDS-Patienten, der Quarantäne, der Bedeutung der Sexualmoral als Ursache von AIDS, all diese Probleme sind des langen und breiten durch die US-Presse gezogen worden. Kaum ein Land in der Welt ist so gut über AIDS orientiert wie die USA. Und doch hat sich die Regierung in der AIDS-Frage ganz unentschieden und dilettantisch verhalten.

Präsident Reagan lancierte eine große Initiative bezüglich AIDS. Im Juli des Jahres 1987 gründete er ein Komitee, das einen amtlichen Bericht über AIDS-Politik formulieren sollte, und zwar innerhalb Jahresfrist. Nach einem Viertel dieser Zeit war das einzige Resultat, daß die Kommission ein einziges Treffen organisiert hatte, und nur drei von den ursprünglich 15 Mitgliedern waren aktiv im Komitee eingesetzt worden. Der Leiter der Kommission und zwei andere Mitglieder sind bereits entrüstet zurückgetreten. Während dieser Zeit der inneren Zwistigkeiten sind ca. 10000 weitere Patienten an AIDS erkrankt.

AIDS-Patienten und Homosexuelle demonstrierten öffentlich gegen die Tatsache, daß nur ein Homosexueller im Komitee sitzt. Sie beklagten sich, daß AIDS-Kranke diskriminiert würden! Uneinigkeit bis zur Aggressivität kommt also überall zum Vorschein, wenn das Thema AIDS erwähnt wird, geschweige denn, wenn man handeln will!

Dabei muß man sich wieder in Erinnerung rufen, daß AIDS durch die Praxis von Homosexualität Eingang in die westliche Welt gefunden hat. Erst später öffneten sich andere AIDS-Eingänge. So demonstrieren in den USA also homosexuelle AIDS-Patienten in anklagender Weise gegen die Gesellschaft, der sie selbst AIDS beschert haben! Sie verlangen mehr Geld, Forschung und Behandlung für die, die die Konsequenzen der homosexuellen Lebensweise (AIDS) tragen müssen. Es ist, als ob die Zigarettenraucher, die durch ihr Rauchen an Lungenkrebs leiden, das Publikum aggressiv anklagten, zu wenig öffentliche Gelder bereitzustellen und zu wenig Forschung gegen Raucherkrebs zu betreiben, und dabei vergessen würden, daß das Publikum, das das passive Rauchen in Flugzeugen, Büros und öffentlichen Gebäuden erdulden muß, unfreiwillig ebenfalls Raucherkrebs durch das ihm aufgezwungene passive Rauchen bekommen kann (passives Rauchen = 50% so aktiv und effektiv bei der Lungenkrebserzeugung wie aktives Rauchen). Würde man es dulden, daß lungenkranke Raucher gegen das nichtrauchende Publikum aggressiv klagen und demonstrieren? Sie würden doch sicher nicht viel Verständnis im Volk finden!?

AIDS ist ursprünglich in den USA ungefähr gleich mit der homosexuellen Lebensweise gekoppelt wie Lungenkrebs heute noch mit Rauchen gekoppelt ist. Bluter, die AIDS-Patienten sind und AIDS-kranke Kinder sind dabei ausgeschlossen. Heute ist die Krankheit nicht mehr ausschließlich mit Homosexualität gekoppelt – die vielen Bluter und Drogenabhängigen mit AIDS beweisen dies. Könnte es sein, daß führende Medienleute in den USA die Propaganda in den Massenmedien kontrollieren, sich moralisch und ideologisch mit der Praxis von Homosexualität verbunden fühlen?

Wenn es eine Grippe-Epidemie gibt, vermeidet man doch jeden innigen Kontakt mit den Angesteckten. Niemand würde auf den Gedanken kommen, daß dieses vernünftige Vorgehen im Fall von Grippe eine grobe Diskriminierung sei. Was ist denn im Fall AIDS so anders? Natürlich wird das Problem dadurch verkompliziert, daß heute sehr viele Menschen ohne eigenes Verschulden AIDS-infiziert sind. Man denke dabei an jene, die AIDS durch verunreinigtes Blut oder Blutprodukte bekommen haben. Man denke an die unschuldigen Kinder und Kleinkinder, die durch ihre Eltern angesteckt wurden. Doch abgesehen von diesen Fällen ist es sicher der beste Weg der AIDS-Bekämpfung, alle Praktiken (Homosexualität, Fixen), die AIDS in die westliche Welt brachten, zu vermeiden.

Zurück zum Vergleich des Rauchens. Vor Jahren hätte niemand geahnt, daß Zigarettenrauchen zu Lungenkrebs führen könnte. Vor der Zeit dieser Erkenntnis wurden viele Menschen zigarettensüchtig. Jetzt ist es schwierig, aus der Sucht herauszukommen. Aber heute weiß fast jedes Schulkind, was Raucherlungenkrebs ist und wie man ihn vermeiden kann.

Hätten unsere Schulen und ihre Lehrer die Aussagen der Heiligen Schrift bezüglich der Praxis von Homosexualität gekannt und verstanden, oder hätten die Pfarrer und die Religionslehrer ihren Unterricht im Alten und Neuen Testament gewissenhaft und sachgemäß gegeben, hätten viele Kinder Gelegenheit gehabt, zum Schluß zu kommen, daß z.B. Analverkehr eine schlimme Perversion des menschlichen Sexlebens ist, die psychische (u.a. Aggressionen) und physische (u.a. Seuchen) Folgen nach sich zieht. Diese sind in den Augen der Heiligen Schrift derart gravierend, daß die Praxis der Homosexualität in Israel mit der Todesstrafe und mit dem Ausschluß aus dem Volke Gottes bekämpft wurde[4]. Die Terminologie, die diese alten Schriften über Sodomie benutzten, ist wirklich unmißverständlich. *Sodom* und *Sodomie* waren direkte Anlässe zum Gericht Gottes, und das Neue Testament bestätigt dieses gravierende Urteil. Daß die moderne Welt anders über diese Praktiken denkt, ist nur die Bestätigung dafür, daß die heutige Gesellschaft eine nachchristliche ist.

Aber zurück zur amerikanischen Politik in bezug auf AIDS. Präsident Ronald Reagan wählte für sein AIDS-Komitee Mitglieder aus, die in bezug auf AIDS ausgeprägte Ansichten hegten: einen Kardinal, einen Admiral, einen Homosexuellen, einen Sexualtherapeuten, einen Bluttester, einen Legislator, einen Verleger und einen Geschäftsmann. Ein guter Prozentsatz der Mitglieder seines Komitees war dazu sehr «rechts». Viele von ihnen glaubten an obligatorische Bluttests, Quarantäne, an die Gefahr von kasuellen Kontakten bei AIDS und an die physische Unzulänglichkeit und psychischen Folgen des Gebrauchs von Kondomen zur AIDS-Verhütung.

Es überrascht deshalb nicht, daß verschiedene Mitglieder bereits ausgetreten sind. Z.B. trat der Vorsitzende, Dr. Eugene Mayberry von der berühmten Mayo Klinik, zurück. Er zog seinen stellvertretenden Vorsitzenden gleich mit sich. So verlor der Ausschuß mit einem Schlag einen hohen Prozentsatz seiner medizinischen Kenntnisse. Darauf sagte das homosexuelle Komitee-Mitglied Dr. Frank Lilly, daß auch er zurücktreten werde, wenn die ganze neue Ersatzmannschaft nicht von ihm selbst gutgeheißen werde. Der Admiral, James Watkins, wird versuchen, den Vorsitz zu übernehmen, und hat einen neuen exekutiven Direktor ernannt. Somit ist das AIDS-Komitee innerlich genauso gespalten wie die Regierung selbst.

Die zwei Spaltungsaspekte, die eine effektive Arbeit verhindern, sind einerseits die Pragmatiker, andererseits die Verantwortlichen des Öffentlichen Gesundheitsamtes. Hauptexponent der Pragmatikergruppe ist der Surgeon-General, Dr. Everett Koop, ein sehr starker Charakter mit ausgeprägten Ansichten auf vielen Gebieten, an sich ein Freund von Präsident Reagan, der ihn gegen den Widerstand der Demokraten als Surgeon-General einsetzte. Es ist wirklich unglaublich, daß ein so konservativer Mann wie Koop mit ausgeprägten religiösen Überzeugungen Führer der Pragmatiker geworden ist. Dr. Koop schrieb 1987 für «The Journal of the American Medical Association» einen Leitartikel und unterstrich darin die Notwendigkeit, daß Ärzte den Gebrauch von Kondomen in Fällen, wo man keine Abstinenz erwarten könne, empfehlen sollten. William Bennet, der Erziehungsminister der Regierung, schickte an alle Schulen Amerikas ein Büchlein, das die Notwendigkeit von Enthaltsamkeit vor der Verehelichung betont. Dies sei die Methode, die AIDS am effektivsten bekämpfe. Bennet erwähnt Kondome nur, indem er betont, daß sie bei der Bekämpfung von AIDS ineffektiv seien.

Im Weißen Haus dominieren Freunde von Bennet. Besonders Gary Butler, der Berater für Innenpolitik, unterstützt Bennett, hat aber bei den Medizinern wenig Unterstützung gefunden. Der Public Health Service (Öffentliches Gesundheitsamt) unterstützt aber Präsident Reagan, Bennet und Bauer nicht. Diese Polarisierung in der Hierarchie führte zur Lähmung öffentlicher Politik in der AIDS-Frage. Die Konservativen wollen obligatorische AIDS-Tests für ein weites Spektrum des öffentlichen Lebens einführen. Als Beispiel sei hier der obligatorische AIDS-Test vor einer Heirat genannt.

Auf der entgegengesetzten Seite in diesem Konflikt von Überzeugungen stehen die Verantwortlichen des Öffentlichen Gesundheitsamtes (The Public Health Service) und des Zentrums für Krankheitskontrolle (The Centers for Disease Control). Die Verantwortlichen beider Behörden glauben einmütig, daß obligatorische AIDS-Tests kontraproduktiv sein würden und daß Kondome zu empfehlen seien. Nach ihrer Ansicht würden schon infizierte Menschen in den Untergrund gehen, wenn Antikörpertests obligatorisch würden. Viele nichtinfizierte Menschen würden Angst bekommen und glauben, sie seien infiziert. Diese Einstellung ist schon verständlich, denn selbst die besten, modernsten Tests zeigen ein falsches positives Resultat auf zwei echt infizierte Fälle – Fälle, die wirklich positiv sind. (Für weitere AIDS-Testresultate siehe Kapitel VIII).

AIDS und Kondome

Aber AIDS-Tests sind nicht die einzigen Faktoren, die Meinungsverschiedenheiten hervorrufen. Kondome, Sexualunterricht in Schulen, Vertraulichkeit bezüglich AIDS-Testresultaten und die Notwendigkeit eines großen Publizitätsfeldzuges – alle diese Faktoren trennen die erwähnten polarisierten Gruppen. Alle Publizität wird implizieren, so meint man, daß vorehelicher Verkehr stattfindet, sonst wäre ein solcher Feldzug gar nicht notwendig. Dieses Bekenntnis, daß es vorehelichen Geschlechtsverkehr gibt, ist in vielen Kreisen (außer bei Dr. Koop) undenkbar. Deshalb handelt die Regierung nicht, sie «zählt bloß die Leichname», wie die Amerikaner zu sagen pflegen.

Die Situation im Kongreß ist nicht viel anders. Senator Edward Kennedy hat einen Gesetzesentwurf ausgearbeitet, der die «Diskriminierung» von AIDS-Patienten verbieten und die absolute Vertraulichkeit garantieren soll.

Am 14. Oktober 1987 beschloß der amerikanische Senat, alle Regierungsgelder für Erziehungsprogramme zu blockieren, die homosexuellen Sex empfehlen, durch Implikation begünstigen oder als eine normale Alternative hinstellen. Viele Staaten haben schon eigene AIDS-Gesetze verabschiedet. Neun davon haben ihre Quarantänegesetze so abgeändert, daß Prostituierte auf AIDS getestet werden müssen. Dabei haben die meisten neuen Gesetze zum Ziel, Personen zu entdecken, die bewußt AIDS verbreiten. Einige Staaten planen voreheliche AIDS-Tests, sobald die AIDS-Epidemie ein bestimmtes Maß erreicht hat. Der Staat Utah (der sogenannte Mormonenstaat) verbietet die Eheschließung AIDS-infizierter Paare.

Die Polarisierung in den Vereinigten Staaten wird von Tag zu Tag komplexer. Unter den zwei erwähnten Hauptgruppen gibt es allerlei kämpferische Untergruppen. Selbst die Naturwissenschaftler sind polarisiert. The National Institute of Health bekämpft z.B. The Center for Disease Control. Homsexuelle und AIDS-infizierte Gruppen sind untereinander einiger, wie die im Herbst 1987 durchgeführten Demonstrationen in Washington gezeigt haben.

Hat dies alles etwas mit der Situation in Europa zu tun? Einiges, denn die Krankheit hier und drüben ist die gleiche, und wurde von den gleichen Lebensweisen vom Zaun gebrochen. Die Menschen sind lediglich von der Ideologie her in Europa etwas anders als in den USA. Drüben gibt es eine starke, einflußreiche konservative Fraktion, die trotz etlicher Mängel religiös, jüdisch-christlich denkt. In Europa sind die gleichen konservativen Gruppen auch vorhanden, jedoch verschwindend klein und schwach. Sie haben in den Machtbereichen der hohen Politik in Europa herzlich wenig zu sagen. Deshalb gibt es in Europa diese starke, vielleicht auch in mancher Hinsicht gesunde Polarisation in der Behandlung der AIDS-Pandemie nicht. Denn durch eine gesunde Debatte zwischen zwei starken Gruppen in den USA (die beide bestens informiert sind) kommen mit der Zeit eine ausgeglichene Politik und ein gesunder Konsens zustande. Aber dort, wo eine Hegemonie der «Progressiven» herrscht wie in Europa, ist eine gesunde, *echte* Debatte fast unmöglich. Da gewinnt oft die atheistische Hegemonie mühelos – ist ihre Politik nun gut oder schlecht. Deshalb ist auch eine echte Demokratie – mit Ausnahme der Schweiz – in Europa grundsätzlich so schwach. Haben die letzten Jahrhunderte deshalb immer wieder Diktatoren «geliefert»?

AIDS in den USA: Unterschiede in der Aufklärung

Professor Dr.Dr. Erwin Häberle ist gebürtiger Deutscher und an der Universität von San Francisco Professor für Humansexualität (Institute for Advanced Study of Human Sexuality). Er besuchte vor einiger Zeit die Bundesrepublik Deutschland und gab der «Welt am Sonntag» am 1. September 1985 ein Interview.

Professor Haeberle sagte: «Ich bin beschämt über das Versagen der deutschen Wissenschaft.» Dazu schreibt Helmut Voss, der Professor Haeberle interviewte: «Der Forscher, der so grimmige Worte wählt, ist der seit 14 Jahren in San Francisco ansässige deutsche Sexualwissenschaftler ... am Institute for Advanced Study of Human Sexuality. Professor Haeberle ist vor kurzem ‹unbezahlt, ungeladen, unwillkommen› durch die Bundesrepublik gereist und hat versucht, deutsche Behörden und Kollegen auf die seiner Ansicht nach drohende AIDS-Gefahr aufmerksam zu machen. Über das Resultat sagte er: ‹Ich konnte die Leute nicht aus ihrer Lethargie reißen. Wenn sie nur wüßten, was auf sie zukommt...›

Nun, in der Zwischenzeit ist mancherlei geschehen, und die Behörden sind tatsächlich aufmerksam gemacht worden. Die meisten Regierungen in Europa haben große AIDS-Programme aufgestellt. Doch etwas ist leider geblieben – nämlich Groll. Als Professor Haeberle vor zwei Jahren in der BRD war, herrschte nicht nur Lethargie, sondern auch Groll seitens gewisser kontinentaler Wissenschaftler darüber, daß jemand von außen kommt, der mehr Erfahrung besitzen sollte als sie alle?! Die europäischen Wissenschaftler waren tatsächlich nicht nur «hinter dem Mond», sie schätzten es auch entschieden nicht, wenn man sie leise darauf aufmerksam machte. Viele kontinentale Naturwissenschaftler haben im Ausland grünere naturwissenschaftliche Weide entdeckt, denn in reicheren Ländern gab und gibt es mehr Geld für Forschung.

Man hat inzwischen das Publikum auf breitester Basis darüber aufgeklärt, was bezüglich Sexualpraktiken gefährlich ist, jedoch auf der Basis des Wissens vor zwei oder drei Jahren. Die «Aufklärung» über AIDS in der Schweiz haben wir schon erwähnt. In anderen kontinentalen Ländern ist sie ähnlich. Die wissenschaftlichen Erkenntnisse über AIDS sind äußerst schnell gewachsen, so daß es schwer ist, diese zu verfolgen und den augenblicklichen Wissensstand genau wiederzugeben.

Kapitel VIII

AIDS - Neue Forschung in den letzten Monaten des Jahres 1987 bis zum Mai 1988

Neue Anti-AIDS-Droge (Dideoxycytidin, D.D.C.) erweist sich bei klinischen Versuchen als zu toxisch

Eine neue Verbindung (Dideoxycytidin, D.D.C.) hat sich anläßlich der klinischen Versuche bei AIDS-Patienten als zu toxisch erwiesen. D.D.C. zeigte sich z.B. viel toxischer als Zidovudin (vormals bekannt als AZT), obwohl es die Replikation von HIV bei zirka einem Zehntel der Dosierung von Zidovudin verhindert. Man hatte gehofft, daß die tiefere Dosierung von D.D.C. die höhere Toxizität gegenüber Zidovudin kompensieren würde. Unglücklicherweise erwies sich D.D.C. auch als bedeutend toxischer in den peripheren Nerven der Patienten.

Zidovudin löst Blutarmut aus. Sobald diese sich bemerkbar macht, muß die Dosierung verringert werden. Wenn Chirurgen Notoperationen bei AIDS-Patienten durchführen müssen, nehmen sie selbst oft Zidovudin prophylaktisch ein. Ob die Substanz tatsächlich prophylaktisch gegen AIDS-Infektionen aktiv ist, weiß man noch nicht.[1]

AIDS - die Lage in Großbritannien

Großbritannien wies im Dezember 1987 etwas mehr als 1000 Vollbild-AIDS-Fälle auf. The Department of Health and Social

Security berichtete im September 1987, daß 1013 Fälle bekannt seien, wovon 572 schon gestorben seien. Gleichzeitig wurden auch 13 neue Fälle von Blutern gemeldet, was die Tatsache erhärtet, daß die britischen Blutbanken immer noch kein virusfreies Blut – trotz der starken gegenteiligen Propaganda – liefern können. Im Laufe vom August 1987 wurden weitere 75 männliche und 32 weibliche AIDS-Fälle gemeldet. 43 AIDS-Patienten starben im August 1987. Es wurden außerdem 10 neue männliche AIDS-Fälle unter Fixern gemeldet und 3 weitere unter Frauen. Die Anzahl homosexueller und bisexueller AIDS-Erkrankungen unter Männern stieg im August '87 von 808 auf 860, die Zahl der AIDS-Toten von 446 auf 476. Im ganzen gab es 17 neue AIDS-Fälle bei Heterosexuellen.[2]

AIDS in 30 US-Städten

Während des Jahres 1985 wiesen nur 4% der Fixer in den USA frische HIV-Infektionen auf. Bis 1986 verdoppelte sich die Zahl. 1987 verdoppelte sie sich abermals. Bis 1989 erwartet man eine HIV-Infektionsrate bei allen Fixern von 64%. Ende Oktober 1987 waren ca. 2% der Fixer in Kalifornien HIV-positiv. Total sind es in Kalifornien 9500 AIDS-Infizierte. Durch sexuellen Verkehr mit Fixern wurde die Infektion auf Frauen, die selbst nicht fixen, übertragen.[3]

Zidovudin (vormals AZT) wäre eine mögliche Prophylaxe für AIDS-Forscher, die durch Unfälle bei der Arbeit HIV-positiv geworden sind

In den USA startete man im Herbst 1987 Großversuche, die zum Ziel haben, festzustellen, ob Zidovudin Menschen prophylaktisch gegen HIV-Infektionen nach Unfällen oder nach Infektionsübertragungen durch Blut wirksam ist. Burroughs Wellcome stellte bei gewissen Tieren fest, daß die Verabreichung von Zidovudin direkt nach einer HIV-Infektion die Entwicklung der Krankheit verhindern kann. Man will diese Versuche jetzt auf Menschen ausdehnen, denn man sucht eine Prophylaxe gegen AIDS-Infektionen, die durch Unfälle im Labor oder bei der Arbeit zustande gekommen sind. Innerhalb von 72 Stunden nach der mutmaßlichen Infektion will man die Wirkung von Zidovudin (200 mg. alle 4 Stunden während 30–60 Tagen überprüfen. Eine «Kur» dieser Art bewirkt bei normalen Menschen keine Toxizitätsprobleme.

Bei Katzen und Mäusen, die Zidovudin zwischen 4 und 96 Stunden nach der Infektion einer für diese Spezies tödlichen Dosierung des Retrovirus erhielten, hat man weitere Infektionen verhindern können. In der ganzen heutigen Welt gibt es nur 2 Fälle von Laborforschern und 12 Fälle von Krankenhauspersonal, die als Folge von Unfällen HIV-positiv geworden sind. In Großbritannien ist nur ein solcher Fall bekannt. Eine weitere Studie wird geplant, um festzustellen, ob HIV-Prophylaxe mit Zidovudin nach Vergewaltigungen seitens AIDS-positiven Menschen effektiv durchgeführt werden kann. Ähnliche prophylaktische Versuche werden auch in Gefängnissen durchgeführt, wo homosexuelle Vergewaltigungen sehr oft stattfinden – obwohl sehr wenige Fälle von HIV-Infektionen nach Überfällen dieser Art bekannt sind.[4]

Sehr wichtig ist, daß HIV-positive Patienten Zidovudin möglichst unmittelbar nach Ausbruch ihrer Symptome einnehmen, als erst, wenn sie schon sehr krank sind.[5]

Enthält unsere Nahrung den Schlüssel zu einer effektiven AIDS-Therapie?

Grüne Affen (= Cercopithecus aethiops) aus Afrika sind von SIV (Affen-AIDS) oft befallen, doch weisen solche in vielen Fällen keine Krankheitssymptome auf. Einige Naturwissenschaftler vertreten die Ansicht, daß die Nahrung die Affen vor der Infektion oder vor der Entwicklung der Symptome von AIDS schützt.

HIV-2 und SIV sind noch näher miteinander verwandt als HIV-2 und HIV-1. Man plant jetzt Versuche, um festzustellen, ob ein Nahrungsfaktor für diese Resistenz gegen SIV verantwortlich sein könnte. Diese Versuche gehen von den Theorien von Carper und Dobson[6] aus, die versuchten, einen Grund für die Resistenz von Cercopithecus aethiops gegenüber SIV zu finden. Rhesus- und Maka-Affen sind nahe miteinander verwandt und ernähren sich ungefähr gleich, aber erstere sind gegen SIV immun und die andern nicht – sie leiden unter AIDS-ähnlichen Symptomen. Man schließt also daraus, daß genetische Faktoren für die Immunität oder Nichtimmunität verantwortlich sind, und nicht die Nahrung allein.[7]

Die geplante US-AIDS-CDC-Broschüre und der Einfluß der Politik in der medizinischen Praxis

Die Vereinigten Staaten hatten einen AIDS-Aufklärungsfeldzug geplant, der im Herbst 1987 lanciert werden sollte. Der Titel der geplanten Broschüre war: «Amerika responds to AIDS» (Amerika antwortet auf AIDS), die an jeden US-Haushalt gesandt werden sollte. Wie wir bereits festgestellt haben, werden die AIDS-Probleme vor allem in Europa heute eher von der Politik als von den bekannten Gesetzmäßigkeiten der Medizin her betrachtet. In den USA ist die Situation nicht viel anders. Auch in diesem Fall haben politische Einmischung und Bürokratie bis heute die Veröffentlichung der obengenannten wichtigen AIDS-Broschüre vollkommen blockiert, obwohl die Gesundheitsbehörde dafür einen ansehnlichen Unterstützungsbeitrag zur Verfügung gestellt hatte. Die Firma Ogilvy and Mather, Public Relations Consultants, erhielt 4.5 Mio. US-Dollar für die Zusammenstellung des Dokumentes, das Eltern ermutigt, mit ihren Kindern ganz offen über Moralität und über Familienreligiosität zu sprechen. Die Kinder selbst wurden aufgefordert, sich aktiv mit der Problematik zu beschäftigen; die Eltern, einander treu zu bleiben. Nancy Reagan persönlich führte einen Feldzug gegen Drogenmißbrauch durch und forderte darin Teenager auf, «nein» zu Drogen zu sagen (= die berühmte «Just say ‹no› to drugs campaign»). Parallel dazu werden junge

Leute dazu aufgefordert, «nein» zur Promiskuität zu sagen. Die Regierung und Nancy Reagan behandeln das Problem also auf philosophisch-moralischer Ebene.

Die Broschüre fordert die jungen Leute auf, stabile sexuelle Verhältnisse zu bilden. Kondome werden dreimal als zusätzliches Sicherheitsmittel erwähnt. Dagegen wird das Wort «homosexuell» kein einziges Mal gebraucht, obwohl in den USA noch immer 70% aller AIDS-Fälle Homosexuelle sind. Politische Angst spielt hier sicher eine Rolle.

Der US-Surgeon-General C. Everett Koop seinerseits publizierte vor einiger Zeit eine 36seitige AIDS-Broschüre, die bedeutend anspruchsvoller ist als die oben erwähnte CDC-Broschüre. Koops Broschüre nennt z.B. die Details von analem Verkehr beim Namen und beschreibt noch dazu einige Arten homo- und heterosexueller Aktivitäten. Er behandelt das Problem mehr auf der pragmatischen Ebene.

Viele Amerikaner sind der Überzeugung, daß es die feste Absicht gewisser US-Politiker sei, alle Maßnahmen in Richtung AIDS-Aufklärung zu verhindern. Eines aber ist deutlich: Die schon lange geplante CDC-Broschüre wurde nicht wie geplant im Oktober 1987 an alle US-Haushalte verschickt. Dagegen wurde Koops Broschüre von 38 Mitgliedern des US-Kongresses in einer Auflage von 7 Millionen Exemplaren angefordert und verschickt. Diese Tatsache wird in den USA einen Sturm der Entrüstung auslösen, wenn sie bekannt wird. Denn der US-Kongreß hatte im Herbst '87 einen *zusätzlichen* Betrag von 20 Mio US-Dollar für AIDS-Erziehung und Information an den CDC ausgezahlt. Dieses zusätzliche Geld hätte dazu dienen sollen, die Verteilung der CDC-AIDS-Broschüre sicherzustellen. Das zusätzliche Geld ist also zu diesem Zweck noch immer nicht verwendet worden.

Es ist Tatsache, daß politische Einflüsse jegliche Koppelung von AIDS mit Homosexualität unterdrücken, obwohl AIDS im Westen seinen geschichtlichen Ursprung bei den Homosexuellen hat. In diesem Punkt schließen wir Afrika ausdrücklich aus. Einige dieser Politiker, die mit allen propagandistischen Mitteln obige Tatsachen leugnen, waren selbst Homosexuelle oder sind zumindest Promiske gewesen. Diese politisch bedingte Verzögerung praktischer Maßnahmen in den USA vermindert natürlich die Chancen einer Eindämmung der AIDS-Pandemie.

Politik dürfte in der Bekämpfung dieser tödlichen Seuche nur eine kleine Rolle spielen, aber sicher nicht der Medizin ihr Vorgehen vorschreiben! Zum Schluß muß betont werden, daß die Schweizerische AIDS-Broschüre mit ihren durchaus primitiven Darstellungen von hetero- und homosexuellem Verkehr noch viel anstößiger ist als die US-CDC-Broschüre.[8]

Blutbanken, die heute noch infiziertes Blut (HIV-negativ) liefern

In England wird seit Ende 1987 überall gemunkelt, daß die häufigen Klagen gegen den «National Health Service» mit dem Versagen des britischen Blutbanksystems zusammenhingen. Das schottische Blutbanksystem kritisiert dabei stark das englische. Erst in letzter Zeit berichtete das britische Radio, daß 1200 britische Bluter (Haemophiliacs) im Spätherbst 1987 HIV-positiv waren.[9]

Andere Blutbanken weisen Infektionen mit anderen Viren auf – so z.B. Hepatitis.

Die thermale Behandlung von Blut, um HIV und andere Viren zu töten, funktioniert nicht immer zur vollen Zufriedenheit. Denn es gibt bestimmte Viren, die die thermale Behandlung überleben. Faktor VIII für Bluter wird von jetzt an nach einem anderen Verfahren direkt hergestellt.[10]

AIDS in Mexiko – die dortigen Blutbanken

Die mexikanische Regierung fühlte sich dazu gezwungen, alle privaten Blutbanken in Mexiko zu verbieten und sie zu verstaatlichen. Man hatte nämlich festgestellt, daß 7% der Blutspender HIV-positiv waren. Die allgemeine Bevölkerung in Mexiko weist HIV-Antikörper zwischen 0,1% und 0,2% auf. Demnach sind wahrscheinlich infizierte Nadeln für die hohen HIV-positiven Resultate verantwortlich.

Als der mexikanische Staat diese Sachlage erkannte, handelte er: Alle bisher privaten Blutbanken wurden sofort verstaatlicht und dem Roten Kreuz übergeben. Bis zum Monat Juli 1987 gab es in Mexiko 584 AIDS-Fälle, wovon 80% Homosexuelle waren. Bis zum Herbst 1987 waren alle getesteten Prostituierten in Mexiko HIV-negativ.[11]

Wie man das AIDS-Problem «einnebelt»

Die große Frage, die sich die Gesundheitsämter weltweit stellen, lautet: Wie weit hat sich die AIDS-Epidemie in der allgemeinen Bevölkerung schon ausgebreitet? Und wie schnell wird sie sich weiter ausbreiten?

Die AIDS-Experten sollten innert kürzester Zeit wissen, wie schnell sich das HIV ausbreiten kann. Bis heute kennt man nur die AIDS-Fälle, die sich freiwillig melden oder die durch Hospitalisierung bekannt wurden. Diese Zahlen bleiben jedoch oft Jahre hinter der tatsächlichen Infektionsrate zurück, denn die Inkubationsperiode ist sehr lang, und der Ausbruch der Krankheit nach der ursprünglichen Infektion ist sehr variabel. Einige Patienten entwickeln AIDS-Symptome (neurotrop oder lymphotrop) nach wenigen Monaten und andere angeblich erst nach Jahren nach der Infektion, die sie HIV-positiv machte.

Man schlägt jetzt vor,[12] alle schwangeren Frauen auf HIV-Antikörper zu testen. Juristisch betrachtet gilt es aber als Körperverletzung (englisch = assault), eine Blutprobe für irgendwelche Zwecke zu nehmen, ohne die volle, schriftliche Erlaubnis, spezifische Tests durchzuführen, in Händen zu haben. Deshalb wäre man verpflichtet, die Patientinnen darüber zu informieren, daß man AIDS-Tests mit ihrem Blut durchführen will.

Dieses Problem wurde bereits juristisch überwunden, indem man für die HIV-Tests nur Blut nahm, das von anderen Bluttesten übriggeblieben war. Das UK-Social Services Committee hat aber solche anonymen HIV-Tests abgelehnt, und zwar aus dem Grund, daß dadurch nur neue, nicht leicht zu lösende Probleme entstünden. Was wäre z.B. zu tun, wenn einige dieser anonymen Tests positiv ausfielen? Würde man in einem solchen Fall der Patientin den Befund mitteilen, daß sie HIV-positiv sei? Oder ihrem Ehepartner?

Leider wartet das Virus selbst solche politischen und theoretischen Entscheide nicht ab – nicht einmal den Entscheid eines so wichtigen Komitees, ehe es weitere Menschen infiziert und eventuell tötet.[13]

Rifabutin (Ansamysin) – ein Antibiotikum für AIDS-Therapie?

Neue klinische Versuche mit Rifabutin werden in London vorbereitet. Patienten, die HIV-positiv sind, die aber keine sonstigen AIDS-Symptome (weder neurotrop noch lymphotrop) aufweisen, werden das Antibiotikum Rifabutin erhalten. Rifabutin hemmt das Enzym Reverse Transcriptase, das das Auftreten der AIDS-Symptome, nachdem der Patient HIV-positiv geworden ist, verlangsamen oder gar verhindern könnte.[14]

Zidovudin (vormals AZT) verdoppelt die Notwendigkeit von Bluttransfusionen bei AIDS- und anderen Patienten

HIV-Patienten, die Zidovudin erhalten, brauchen doppelt so viele Bluttransfusionen wie Patienten, die mit der Droge nicht behandelt werden. Wenn aber nicht mehr Blut für diese Transfusionen gespendet wird, wird man die Anwendung von Zidovudin bei der AIDS-Therapie stark einschränken müssen, denn die Blutbanken sind jetzt schon äußerst knapp an Blut. Viel zu wenig Blut wird gespendet, um die Bedürfnisse der mit Zidovudin behandelten Patienten abdecken zu können.

Aber nicht nur das Blut ist knapp geworden – die Gelder, die die Blutbanken und die Krankenhäuser unterstützen, sind ebenfalls sehr knapp geworden. Die Kosten einer AIDS-Behandlung übersteigen angesichts der AIDS-Patienten bei weitem die vorhandenen Mittel, die den Krankenhäusern zur Verfügung stehen.[15+16]

AIDS-Demenz kann *vor* lymphotropen Vollbild-AIDS-Symptomen auftreten

Neue klinische Daten über AIDS-Symptome weisen darauf hin, daß AIDS-Demenz (neurotrope AIDS-Symptome) oft das erste Symptom einer sich entwickelnden AIDS-Infektion ist. Das allgemeine Verhalten des Patienten, sein fehlendes oder chaotisches Gedächtnis, nebst seiner Unfähigkeit, genaue Gliederbewegungen durchzuführen, sind oft die ersten deutlichen Symptome einer sich entwickelnden Infektion. Das fehlende Gedächtnis kann dem HIV-positiven Patienten andeuten, daß er HIV-positiv sein könnte.

Aus diesem Grund können gewisse AIDS-Patienten Präzisionsarbeiten nicht mehr durchführen. *Bei Flugzeugpiloten und anderen, die sehr präzise arbeiten müssen, muß man diese neue Evidenz über die AIDS-Symptome berücksichtigen.* Wenn ein Mensch HIV-positiv ist, kann er früher oder später von neurotropen Symptomen dieser Art befallen werden.

Viele Menschen glauben heute noch, daß AIDS-Demenz das erste sichtbare AIDS-Symptom sei und daß solche Symptome 90% der Patienten betreffen würden. Die ersten Symptome sind aber sehr oft oben beschriebener Art – der Patient kann nicht mehr genaue Gliederbewegungen ausführen. Es entstehen kleine Gedächtnislücken, dann erst folgen die späteren, leichter erkennbaren Symptome.

Andere Forscher haben entdeckt, daß ca 40% einer kleinen Auswahl von HIV-positiven Fällen, die sonst AIDS-symptomfrei waren, doch diese kleineren neuropsychologischen Abnormalitäten aufwiesen. 9% solcher Abnormalitäten wurden aber auch bei HIV-negativen Patienten gefunden, die aber infektionsrisikoreicher waren! Im Klartext heißt das, daß praktizierende Homosexuelle, die immer noch HIV-negativ sind, zu ca. 9% neurotrope Toxizitätssymptome aufweisen!

Wieder andere AIDS-Forscher berichten, daß HIV-positive Fälle oft bis zu 3–5 Jahren symptomfrei bleiben. Ob solche Fälle bei genauerer Beobachtung doch beginnende neurotrope Toxizitätssymptome aufweisen würden?[17]

Diese neurologischen Symptome einer AIDS-Infektion haben den öffentlichen Gesundheitsbehörden schon lange Zeit Sorge bereitet. Offenbar wären auch viele andere Menschen, die mit Hochtechnik umgehen, gefährdet, würden obige Vermutungen zutreffen.

Jonathan Mann, Direktor des WHO-AIDS-Programmes berichtete, daß man in Genf beschlossen habe, Busfahrer, Kranoperateure, Computertechniker und Atomkraftwerkpersonal *nicht* auf HIV zu testen[17a]. Man sagte, daß HIV-positive Patienten, die keine Vollbild-AIDS-Symptome aufweisen würden, keine Gefahr für die öffentliche Sicherheit darstellten (trotz schwerer psychiatrischer und neurologischer Probleme).

Hier finden wir wiederum eine Strategie der «Problem-Einnebelung», denn gerade dieses Risiko in der öffentlichen Sicherheit wollte man mittels Tests einschätzen. Jonathan Mann leugnet also eine mögliche Gefahr, ehe er sie experimentell getestet hat!

Igor Grant der Veterans Administration, Ja Jolla, Kalifornien, hatte nämlich berichtet, daß 7 von 13 getesteten HIV-positiven Menschen (die sonst keine Symptome aufwiesen), abnormale psychoneurologische Resultate zeigten. Diese Tatsache ist sehr ernst zu bewerten, denn 10% aller AIDS-Patienten suchen ursprünglich ihren Arzt auf, weil sie psychoneurologische Symptome bemerkt haben. Dazu kommt die Tatsache, daß 30% aller AIDS-Patienten subakute Encephalitissymptome entwickeln. Sie entwickeln also Konfusion, mangelnde Beherrschung ihrer Muskelbewegungen und Depression. In den terminalen Stadien treten bei 70% der AIDS-Patienten akuter Gedächtnisschwund und Persönlichkeitsverlust, Sprachschwierigkeiten und andere abnormale psychologische Symptome auf.

Andere Forscher wiederum konnten keine neurologischen Unterschiede zwischen HIV-positiven und -negativen Patienten entdecken. Vielleicht sollte man diese mögliche Gefährdung der öffentlichen Sicherheit – besonders bei Piloten – genau überprüfen. Dies nicht zu tun, wäre direkt unverantwortlich.

Um festzustellen, ob AIDS-Demenz reversibel ist oder nicht, bedarf es weiterer Forschung.

AIDS-Patienten werden bis zum Jahre 1991 New Yorker Krankenhäuser überfluten

In New York rechnet man damit, daß bis zum Jahre 1991 zwischen 25000 und 400000 neue AIDS-Fälle eingeliefert werden. Umgerechnet bedeutet das, daß zirka die Hälfte aller zur verfügung stehenden New Yorker Betten durch AIDS-Patienten belegt sein werden.[18]

Im Dezember 1987 waren ca. 5% aller New Yorker Betten belegt. In dieser Stadt leben allein zwischen 70000 und 100000 ARC-Patienten. Mehr als 10000 leiden bereits an «Vollbild-AIDS», (d.h. lymphotrop mit opportunistischen Infektionen). AIDS war Ende 87 die Haupt-Todesursache bei Männern zwischen 25–40 Jahren. Bei Frauen lag sie zwischen 25–34 Jahren.[19]

Die Übertragung von HIV-Infektionen durch Blut, das HIV-Antikörper-negativ ist[20]

Wie wir im vorangehenden Text erwähnt haben, wird in den öffentlichen Berichten verschiedener Gesundheitsminister allgemein davon ausgegangen, daß das auf HIV-Antikörper getestete Blut sicher ist, weil es sich als Antikörper-negativ erwiesen hat. Wegen der langen Inkubationsperiode von HIV im Menschen haben wir unsere Zweifel bereits einige Male geäußert. John W. Ward et al. haben nun das Problem der Gefahr von HIV-Antikörper-getestetem Blut quantifiziert. Wards Arbeit ist dabei von sehr großer Bedeutung im Kampf gegen AIDS, so daß hier das Wichtigste aus seinen Befunden wiedergegeben werden soll.

Seit dem Frühjahr 1985 sind alle Blutspenden in den USA auf HIV-Antikörper getestet worden. Auf der Basis verschiedener

Annahmen haben einige AIDS-Forscher die Meinung geäußert, daß 4–5 Blutspender auf eine Million HIV-Antikörper-negativ und doch HIV-infiziert sind. Wenn nun in den USA jedes Jahr 18 Millionen Blutkomponenten transfundiert werden, nimmt man an, daß zwischen 72 und 90 Personen jährlich durch Transfusionen mit HIV infiziert werden, obwohl sie getestetes Blut erhielten. Diese Kalkulation wurde auf der Basis bestehender HIV-Infektionen durchgeführt. Die Lage könnte sich jedoch entscheidend verschlimmern, wenn man auch jene Blutspender berücksichtigen würde, die frisch infiziert worden sind, aber noch keine genügende, testbare HIV-Antikörperanzahl entwickelt haben. Auf dieser Basis könnte in den USA jährlich bis zu 460 Patienten, die getestetes Antikörper-freies Blut erhielten, doch HIV-infiziert werden.

Vor der Einführung der Antikörper-Tests im Frühjahr 1985 meinte man, daß 1984 in den USA 7200 Patienten auf diese Weise mit HIV infiziert worden seien.

Ward et al. haben nun das Risiko einer HIV-Infektion bei 13 Patienten die HIV-Antikörper-negatives Blut von verschiedenen Spendern erhielten, ermittelt. 12 dieser 13 Patienten waren, soweit man feststellen konnte, nicht HIV-gefährdet. Ihr einziges Risiko bestand in der Bluttransfusion, die sie erhielten. 8–20 Monate nach der Transfusion hatten sich bei drei dieser Patienten die Symptome einer HIV-Infektion entwickelt. Bei einem Patienten war Vollbild-AIDS vorhanden. Alle 7 Blutspender zeigten eine HIV-Infektion und alle 7 wurden dann interviewt. 6 davon berichteten von Risiko-Faktoren (Homosexualität etc.) für HIV-Infektionen. 5 hatten risikoreiche Aktivitäten bis zu 4 Monaten vor dem Blutspenden ausgeübt, wobei ihr Blut HIV-Antikörper-negativ war, als die Blutspende stattfand. Es zeigt, daß alle diese Spender Neuinfizierte waren, deren Blut zur Zeit des Blutspendens noch Antikörper-negativ war.

Ward et al. schließen daraus, daß es ein geringes, aber klar definiertes Risiko von AIDS-Infektion auch bei Antikörper getestetem (negativem) Blut gibt. Um dieses Risiko zu verringern, empfehlen Ward et al., alle Blutspender auf dieses Risiko aufmerksam zu machen, und zwar auf eine Art und Weise, die sie auch wirklich verstehen. Kontakt mit Homosexuellen, Fixern oder Umgang mit Prostituierten sind Gründe, um die Annahme von Blutspenden aufzuschieben bzw. abzuweisen. Denn es gibt auch Blutspender, die von ihrem Arbeitsbetrieb unter Druck gesetzt werden, Blut zu spenden. Sie tun dies dann und verschweigen dabei, daß sie zu einer Risikogruppe gehören. Andere spenden regelmäßig Blut, weil sie auf diese Weise zuverlässig, aber anonym erfahren, ob sie HIV-Antikörper-positiv sind oder nicht.

Aus obigen Gründen überreicht man allen US-Blutspendern eine schriftliche Information, die die Bedingungen angibt, unter denen sie Blut spenden dürfen. Die Spender müssen dann unterzeichnen, daß sie die Information verstanden haben. Darin wird Blutspendern ausdrücklich der Umgang mit Homosexuellen und Fixern verboten. Später wurde diese Information dahingehend erweitert, daß ein Mann, der seit 1977 sexuellen Umgang mit einem anderen Mann hatte, vom Blutspenden ausgeschlossen wurde.[21] Ein weiterer Zusatz erfolgte im Oktober 1986. Dieser Zusatz drängte sich auf, weil Firmen, Mitarbeiter und andere Gruppen Druck ausübten, um Blutspenden zu fördern oder gar zu erzwingen. Um solcher Handlungsweise entgegenzuwirken wird jedem angehenden Spender eine vertrauliche Erklärung in die Hand gegeben, wonach er selbst entscheiden kann, ob sein gespendetes Blut für Transfusionszwecke verwendet werden soll oder nicht.[22]

In Ländern wie der Schweiz, wo man für das Blutspenden nicht entschädigt wird und dies somit keine Verdienstquelle ist, verhält sich die Lage etwas anders. Infizierte Menschen werden nicht versucht, mit Blutspenden Geld zu verdienen. Da auch Drogenabhängige kein Geld daraus machen können, werden sie kaum ihr Blut spenden wollen. Somit ist das Gesamtrisiko in Ländern, in denen für Blutspenden nichts gezahlt wird, etwas geringer. Dabei muß aber erneut festgestellt werden, daß das Risiko einer Infektion durch Blut und Blutprodukte prinzipiell nirgends ausgeschlossen ist, wie Ward in seinen Versuchen bewiesen hat. Da eine Infektion potentiell tödlich ist, ist die Lage deshalb weiterhin gravierend.

Aus diesem Grund wird auch Antikörper-freies Blut mit Spezialverfahren behandelt, in der Hoffnung, etwaige Viren vernichten zu können. Man erwartet deshalb von.einer Behörde keine verharmlosenden oder übervorsichtigen Erklärungen, wie sie z.B. in den AIDS-Broschüren einiger europäischer Länder gemacht werden, nämlich daß HIV-Antikörper getestetes Blut einwandfrei sei etc., was einfach nicht den Tatsachen entspricht, denn ein kleines, wohl definierbares Risiko ist immer vorhanden. AIDS ist und bleibt eine tödliche Krankheit, für die es noch immer keine Therapie gibt. *Vermutlich wollen Behörden mit solchen Erklärungen unter allen Umständen eine AIDS-Panik vermeiden.* Die Wahrheit wird aber auch in diesem Fall früher oder später ans Licht kommen, mit dem Resultat, daß die Bevölkerung das Vertrauen in die Behörden verliert. Deshalb dient Mißinformation letztlich niemandem.

Woher kommt es, daß eben genannte Befunde, die für die effektive Behandlung eines potentiellen, tödlichen Virus so wichtig wären, einem weiten Teil der betroffenen Bevölkerung einfach vorenthalten werden? Könnte es sein, daß man AIDS – eine im Westen ursprünglich ausgesprochen homosexuelle Krankheit – tarnen will? Anscheinend will man AIDS-infizierte Menschen nicht als promisk oder pervers abstempeln, was heutzutage bei den vielen unschuldig Erkrankten verständlich ist. Aus diesem Grund beginnt man die Infektiosität des Virus zu verharmlosen, was nicht mehr veständlich ist. Denn bis jetzt hat man alle ansteckenden Krankheiten mit entsprechenden Quarantäne und mit der Untersuchung von Kontakten mehr oder weniger erfolgreich bekämpft. Erstmalig soll bei AIDS (mit seinen im Westen homosexuellen Implikationen) eine Ausnahme gemacht werden, sollen die guten bewährten Standard-Regeln (100 Jahre bewährt) von Robert Koch und anderen nicht angewandt werden? Warum? Damit ist sowohl Kranken wie Gesunden nicht gedient.

AIDS in der Schweiz

Die Neue Zürcher Zeitung vom 23./24. April 1988, Nr. 94 brachte einen ausführlichen Bericht über AIDS, der von Dr. med. Hans Baumann (Winterthur) verfaßt wurde. U.a. führt

Dr. Baumann aus, daß etwa die Hälfte der Kinder von HIV-infizierten Müttern von AIDS befallen und nicht zu retten sind. Er bringt die üblichen Weisheiten über AIDS – so, daß wenn man einmal mit HIV infiziert sei, man für immer, lebenslänglich infiziert bleibe. Wie wir schon bemerkt haben, sind einige Fälle der Reversion der AIDS-Antikörper heute bekannt. Wenn aber einmal Vollbild-AIDS vorhanden ist, stirbt der Patient 100% sicher. Dr. Baumann behauptet auch, daß jeder HIV-Träger früher oder später an AIDS erkranke. Hier sind ebenfalls neuere Erkenntnisse vorhanden. Auch werden heute Mittel aktiv untersucht, die den Ausbruch der Krankheit bei HIV-Trägern verhindern könnten. Wir werden später zu diesem Punkt mehr zu sagen haben. Damit hängt die Behauptung zusammen, daß es keine angeborene oder erworbene Immunität gegen AIDS gibt. Es gibt Menschen, die das Virus jahrelang in sich tragen und trotzdem kein Vollbild-AIDS entwickeln. Warum diese Inkubationsperiode so lang ist, ist bis heute nicht bekannt.

«Jeweils per Ende Dezember wurden in den Jahren 1983 bis 1987 folgende Zahlen registriert: 18, 40, 100, 192, 355» (siehe Abb. 6).

Die Zahlen belegen – immer modellhaft – wie wichtig es ist, die Propagationsrate möglichst rasch zu senken.

Ferner schreibt Dr. med. Hans Baumann: «Die Steilheit des hier annähernd exponentiellen Kurvenverlaufes braucht daher kein Spiegelbild der gegenwärtigen Zunahme der HIV-Infektionen darzustellen. *Mangels zuverlässiger Statistiken kennen wir das Verhältnis von HIV-Infizierten zu AIDS-Kranken nicht. Gemäß Vermutungen liegt dieses zwischen 25:1 und 100:1.* Es war daher dringend nötig, daß das BAG (Bundesamt für Gesundheitswesen) die *anonyme Meldung* der HIV-positiven Blutproben durch Laboratorien und Ärzte auf den 1. Dezember 1987 *obligatorisch* erklärte. Damit werden wir in einigen Jahren wissen, mit welchen gesundheitspolitischen Problemen wir umfangmäßig zu rechnen haben.»

In der Schweiz gilt ein positiver HIV-Test nicht als Krankheit im Sinne des Krankenversicherungsgesetzes (Berner Zeitung, 24,3.88, S. 5). Die Berner Zeitung vom 12.3.88 S. 28 «weiß nichts von geheimen AIDS-Tests in Spitälern ... die Gesundheitsdirektion hatte im letzten November alle Ärztinnen und Ärzte sowie die Mitarbeiter der öffentlichen und privaten Spitäler *daran erinnert, daß solche Tests nicht ohne Zustimmung durch die Patienten durchgeführt werden dürften.* Wiederum konstatieren wir die starke Rolle der Politik in der heutigen Medizin, denn Ärzte dürften doch besser wissen, ob ein solcher Test indiziert ist, als ein Patient (Laie), der selbst von dieser Krankheit mit tödlichem Ausgang bedroht ist.

Bis die Propagationsrate der HIV-Infektion genauer bekannt ist, sind Hochrechnungen der AIDS-Befallenheit für die Zukunft nicht zuverlässig. Die exponentielle Kurve von Abb. 6 gibt jedoch sehr zu denken.

Nehmen wir einen weit günstigeren Verlauf an, mit einer Vermehrung der HIV-Infektion um nur 40% jährlich, so müßten wir bei einem AIDS-HIV-Verhältnis 1:100 Ende 1990 mit etwa 100000, Ende 1992 mit knapp 200000 und im Dezember 1993 mit etwa 250000 HIV-Infizerten rechnen. Diese Zahlen geben modellhaft die Bandbreite der Gefahrenzone bei verschiedenen Annahmen über die Zahl der jährlichen Neuangesteckten wieder: Berechnen wir die kumulativen Zahlen für eine jährliche Propagationsrate der HIV-Infektion von 85% im Vergleich zu einer 40%igen, so ergeben sich für die Jahre 1990–1993 folgende Entwicklungen:

HIV-Infizierte

Jahr	1990	1991	1992	1993
Propagationsrate 85%	224000	415000	769000	1423000
Propagationsrate 40%	97200	136000	190000	267300

AIDS-Fälle in der Schweiz

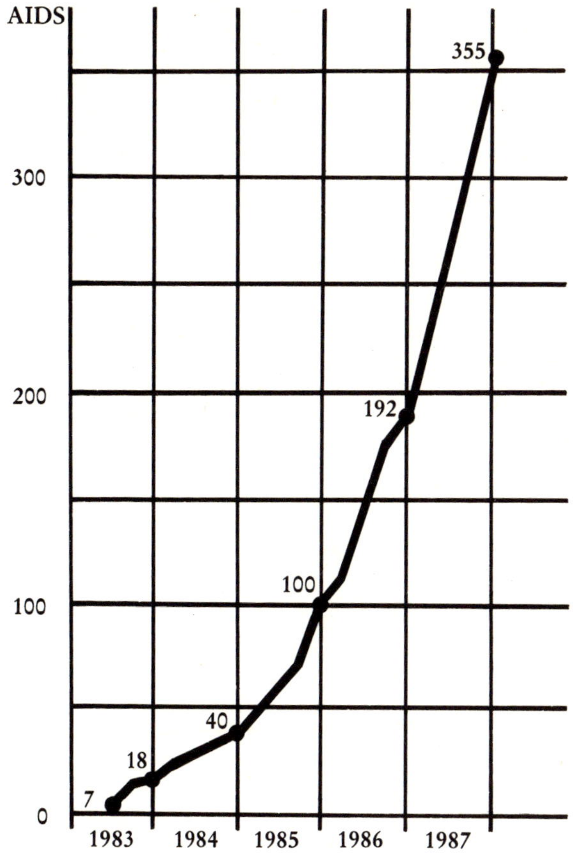

Abb. 6

AIDS Inzidenz nach Patientengruppe

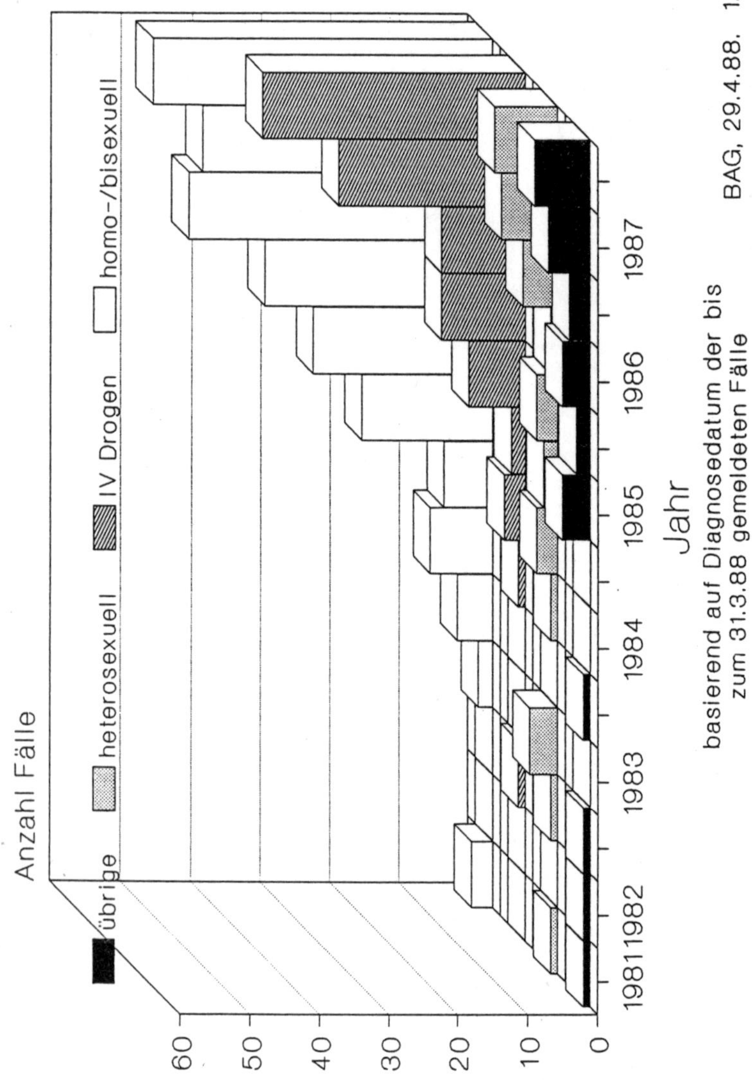

Die offiziell mitgeteilte, quartalsweise zunehmende AIDS-Entwicklung aus 28 europäischen Ländern und die geschätzte Vorkommensrate in der Bevölkerung

Country — Pays	December 1986 Décembre 1986	March 1987 Mars 1987	June 1987 Juin 1987	September 1987 Septembre 1987	December 1987 Décembre 1987	Rate per million[a] Taux par million[a]
Austria — Autriche	54	72	93	120	139	18.3
Belgium — Belgique	207	230	255	277	277	28.0
Bulgaria — Bulgarie	—	—	1	1	1	.1
Czechoslovakia — Tchécoslovaquie	6	7	7	7	8	.5
Denmark — Danemark	131	150	176	202	228	44.7
Finland — Finlande	14	19	19	22	24	4.9
France	1 221	1 632	1 980	2 523	3 073	55.3
German Democratic Republic — République démocratique allemande	1	3	4	4	6	4
Germany, Federal Republic of — Allemagne, République fédérale d'	826	999	1 133	1 400	1 669	27.4
Greece — Grèce	35	41	49	78	88	8.8
Hungary — Hongrie	1	3	5	6	8	.8
Iceland — Islande	4	4	4	4	4	20.0
Ireland — Irlande	14	19	19	25	33	9.4
Israel — Israël	34	38	39	43	47	10.7
Italy — Italie	523	664	870	1 104	1 411	24.6
Luxembourg	6	7	7	8	9	22.5
Malta — Malte	5	5	6	7	7	17.5
Netherlands — Pays-Bas	218	260	308	370	420	28.8
Norway — Norvège	35	45	49	64	70	16.7
Poland — Pologne	1	2	2	3	3	.1
Portugal	46	54	67	81	90	8.7
Romania — Roumanie	2	2	2	2	3	.1
Spain — Espagne	264	357	508	624	789	20.2
Sweden — Suède	90	105	129	143	163	19.4
Switzerland — Suisse	192	227	266	299	355	53.8
United Kingdom — Royaume-Uni	610	729	870	1 067	1 227	21.6
USSR — URSS	1	3	3	3	3	—
Yugoslavia — Yougoslavie	8	10	11	21	26	1.1
Total	4 549	5 687	6 882	8 508	10 181	

[a] Source of population figures: *Population & Sociétés*, INED, Paris, 1987 (N° 216). — Source des chiffres relatifs à la taille de la population: Population & Sociétés, INED, Paris, 1987 (N° 216).

Four other European countries have reported AIDS cases directly to WHO — Quatre autres pays européens ont fait rapport sur les cas de SIDA directement à l'OMS:

Albania — Albanie: — San Marino — Saint-Marin: —
Monaco: 1 Turkey — Turquie: 21

QUELLE: INSTITUT DE MÉDECINE ET D'ÉPIDÉMIOLOGIE AFRICAINES ET TROPICALES (FONDATION LÉON MBA)

Richtlinien für den Umgang mit AIDS-Infizierten

Das Deutsche Ärzteblatt (Nr. 85 Heft 14, 7. April 1988) veröffentlichte folgende Richtlinien für den Umgang mit HIV-infizierten Personen in Notfällen. Diese sprechen deutlicher als viele Politiker, denn es geht um Fragen der Übertragbarkeit einer HIV-Infektion:

AIDS-Vorbeugungsmaßnahmen

Informationen für die Angehörigen des Sanitätsdienstes und für im Rettungsdienst beschäftigte Personen
Das Deutsche Rote Kreuz hat nach fachlicher Beratung durch die Deutsche Vereinigung zur Bekämpfung der Viruskrankheit e.V. (DVV) (Prof.Dr. Deinhardt, Prof. Dr. Maass) und durch den Blutspendedienst Hessen des DRK (Prof. Dr. Seidl) folgende Informationen für die Angehörigen des Sanitätsdienstes über die Gefährdung durch eine HIV-Infektion und entsprechende Vorbeugemaßnahmen veröffentlicht:

Allgemeine Informationen
Der Erreger der Krankheit AIDS heißt HIV (Human Immunodeficiency Virus) und wird im wesentlichen übertragen durch Sexualkontakt, Blut-zu-Blut-Kontakt beziehungsweise Blut – offene Wunden. Das Virus (HIV) wurde außer im Blut, der Samenflüssigkeit, dem Scheidensekret und Liquor (Gehirn-/Rückenmarkflüssigkeit) auch in sehr geringen Mengen im Speichel, der Tränenflüssigkeit und im Urin und Stuhl nachgewiesen. Eine Übertragung des Virus durch Speichel, Tränenflüssigkeit, Stuhl und Urin wurde bisher jedoch nicht nachgewiesen.

Nach gegenwärtiger Erkenntnis gibt es auch keine Übertragung durch Tröpfcheninfektion, Wasser, Nahrungsmittel oder normale soziale Kontakte mit HIV-Positiven oder AIDS-Kranken. Eine Übertragung des Virus von HIV-positiven Müttern auf ihr Kind ist vor und während der Geburt oder durch Stillen möglich.

Handelsübliche Desinfektionsmittel, die gegen Hepatitis-B-Virus wirksam sind, zerstören schnell das HIV-Virus. Zur Händedesinfektion sind alkoholhaltige Desinfektionsmittel (Konzentration 70 bis 80 Volumenprozent) gut geeignet. Das Virus wird ebenfalls durch Erhitzen (Temperaturen über 60°C, 10 Minuten lang) zerstört.

Tätigkeiten im Sanitätsdienst
1. Umgang mit Blutungen
Eine Infektion mit HIV setzt einen Blut-zu-Blut-Kontakt, das heißt eine Verletzung auch beim Helfer/bei der Helferin voraus.

Mögliche Gefährdung:
- Verletzungen im Handbereich des Helfers/der Helferin
- offene Hautstellen, Ekzeme, Nagelfalzverletzungen
- spritzende Blutung in Augen und Mund

Vorbeugung:
- eigene Verletzungen vermeiden
- Schutz eigener Verletzungen, offener Hautstellen oder Ekzeme durch das Tragen von Einmalhandschuhen, die in den Sanitätstaschen mitgeführt werden (nach Gebrauch sind die Handschuhe zu vernichten und durch neue zu ersetzen)
- Vermeidung unnötiger Blutkontakte
- Grundsätzliches Tragen von Einmalhandschuhen bei der Versorgung von blutenden Verletzungen

2. Umgang mit Kanülen

Gefährdung:

Stichverletzungen mit gebrauchten Kanülen, die mit HIV-positivem Blut kontaminiert waren, haben in vereinzelten Fällen zur Übertragung der HIV-Infektion geführt.

Vorbeugung:

Gebrauchte Kanülen nicht knicken und nicht in die Hülle zurückstecken, sondern in einen festen Behälter überführen und einer ordnungsgemäßen Vernichtung zuführen.

3. Beatmung

Wie bereits erwähnt, sind Infektionen mit HIV über Speichel bisher nicht nachgewiesen worden.

Vorbeugung bei Einsätzen:

Bei Sanitätseinsätzen mit Krankenkraftwagen oder entsprechender Ausrüstung sind Beatmungsbeutel/-maske am Einsatzort vorhanden. Die Sanitätshelfer sollten daher mit Beatmungsbeutel/-maske beatmen. Da eine Beatmung mit Beutel und Maske jedoch nur effizient ist, wenn sie wirklich beherrscht wird, muß die Beutel-/Maskenbeatmung verstärkt und wiederholt von allen Sanitätshelfern geübt werden.

Der Einsatz anderer Atemhilfsmittel kann zur Zeit nicht generell empfohlen werden. Hier sollte nach den örtlichen Gegebenheiten/Möglichkeiten entschieden werden.

Hinweise:

Die häufigste Ursache für den Atemstillstand ist eine Herzerkrankung (Herzinfarkt). Dieser tritt meist im häuslichen Bereich auf. Eine sofortige Atemspende Mund-zu-Nase ist hier die schnellste lebensrettende Maßnahme. Auch bei ertrunkenen Kindern ist eine Atemspende Mund-zu-Nase grundsätzlich ohne wesentliche Selbstgefährdung möglich.

Tätigkeiten im Rettungsdienst

Die folgenden Informationen sollen den im Rettungsdienst tätigen Personen (im folgenden mit RS bezeichnet) helfen festzustellen, bei welchen Tätigkeiten es möglicherweise zu einer Gefährdung durch HIV kommen kann. Die Informationen beschränken sich daher auf RS und deren Aufgabenbereiche.

1. Versorgung blutender Verletzungen
Eine Infektion mit HIV setzt einen Blut-zu-Blut-Kontakt, das heißt eine Verletzung auch beim Rettungsdienstpersonal voraus.

Mögliche Gefährdung:
- Verletzung im Handbereich der RS
- offene Hautstellen, Ekzeme, Nagelfalzverletzungen
- Verspritzen von infektiösem Material in Auge und Mund

Vorbeugung:
- eigene Verletzungen vermeiden
- zum Schutz vor Eigenverletzung bei der Rettung von Verletzten unter erschwerten Bedingungen die dafür vorgesehenen Schutzhandschuhe tragen
- Vermeidung unnötiger Blutkontakte
- Schutz eigener Verletzungen, offener Hautstellen, Ekzeme durch Tragen von Einmalhandschuhen
- bei der Versorgung blutender Verletzungen ist generell das Tragen von Einmalhandschuhen zu empfehlen

2. Beatmung
Es wird davon ausgegangen, daß im Rettungsdienst grundsätzlich mit Maske und Beutel bzw. über eine Intubation beatmet wird. Eine Atemspende Mund-zu-Nase ist daher im Rettungsdienst selten notwendig und sollte, wenn möglich, vermieden werden.

a) mit Maske und Beutel
Die Beatmung mit Maske und Beutel ist nur effizient, wenn sie wirklich beherrscht wird. Sie ist daher verstärkt und wiederholt zu üben.

b) Intubation
Dem Arzt sind gemeinsam mit dem Intubationsbesteck Einmalhandschuhe zur Verfügung zu stellen. Sie sollten grundsätzlich bei jeder Intubation benutzt werden. Masken, Beutel und Intubationsbesteck sind nach Gebrauch ordnungsgemäß zu desinfizieren, zu reinigen und, soweit möglich, zu sterilisieren.

c) andere Atemhilfsmittel
Der konsequente Einsatz von Maske und Beutel durch den RS und die Intubation durch den Notarzt machen eine Atemspende im Rettungsdiensteinsatz weitgehend überflüssig. (Sollten Atemhilfsmittel wie Masken und Tuben dennoch zur Atemspende mitgeführt und eingesetzt werden, ist der Umgang mit ihnen auf jeden Fall zuvor zu üben.)

3. Umgang mit Kanülen, Skalpellen und ähnlichem
Der RS hat sich vor Verletzungen zu schützen, indem er
- gebrauchte Kanülen nicht verbiegt oder knickt
- gebrauchte Kanülen und Skalpelle in die entsprechend der BG-Unfallverhütungsvorschrift dafür vorgesehenen dickwandigen Behältnisse zur Entsorgung legt.

4. Umgang mit Urin, Stuhl und Erbrochenem
Eine direkte Gefährdung ist nach dem gegenwärtigen Kenntnisstand nicht gegeben. Dennoch ist auf die Einhaltung der entsprechenden Hygienevorschriften hinzuweisen.

5. Transport eines AIDS-Kranken oder einer Person mit Verdacht auf AIDS-Erkrankung

Hierbei gelten dieselben Vorschriften wie bei einem Infektionstransport.

Hinweis:

Ist es zu einem Kontakt einer eigenen Verletzung mit fremdem Blut gekommen, ist die Wunde mit einem Antiseptikum sofort zu behandeln und ein D-Arzt aufzusuchen, der gegebenenfalls weitere Untersuchungen veranlassen wird.

Nach gegenwärtigem Kenntnisstand sind die besten Schutzvorkehrungen zur Verhütung einer HIV-Infektion strikte Einhaltung der Hygienemaßnahmen (entsprechend denen zum Schutz vor einer Hepatitis-B-Infektion) im Umgang mit Patienten.

Prof.Dr. Günter Maass, Hygienisch-bakteriologisches Landesuntersuchungsamt «Westfalen», Von-Staffenberg-Straße 36, D-4400 Münster.
B-692 (36) Dt. Ärztebl. 85, Heft 14, 7. April 1988

Hygienische Maßnahmen zur Verhütung der Übertragung von HIV im Krankenhaus

Das Deutsche Ärzteblatt (85, Heft 5, 4. Februar 1988, [21], B–177) veröffentlichte einen Artikel mit obigem Titel. Das Blatt schreibt: «Das Risiko einer Übertragung von HIV im Krankenhaus auf medizinisches Personal oder Patienten muß auch nach heutigem Kenntnisstand als gering bezeichnet werden, kann jedoch nicht mehr vollständig ausgeschlossen werden. Diesem Risiko kann nur durch strikte Einhaltung entsprechender Hygieneregeln begegnet werden, wodurch die Übertragungsgefahr innerhalb des Krankenhauses auf ein Mindestmaß reduziert wird.»

AIDS in der UdSSR

Jegliche Art von Information ist in der UdSSR schwer zu erhalten. Im besonderen aber bei Epidemien und Naturkatastrophen. An Ostern 1988 jedoch zeigte das sowjetische Fernsehen einen Film der WHO, der die Problematik von AIDS sehr offen behandelte. Der führende sowjetische AIDS-Experte Walentin Pokrowski gab in einer Einleitung zum WHO-Film die

Zahl der AIDS-Kranken in der Sowjetunion an. Er nannte 50 aktive Fälle, die augenblicklich an der Krankheit leiden würden.

Pokrowski sagte, daß es sich meist um Homosexuelle handle, dazu noch um Menschen, die Prostituierte seien oder die «für Jeans oder andere westliche Luxusgüter mit Ausländern geschlafen» hätten.

Der zehnminütige Film wurde zur besten Sendezeit nach den Abendnachrichten ausgestrahlt. Angesichts der Tatsache, daß die Sowjetunion jährlich 10412 Todesfälle (Einwohnerzahl 270 Millionen) aufweist, die dem übermäßigen Wodkakonsum zuzuschreiben sind, sind 50 AIDS-Fälle im Jahr eine vergleichsweise kleine Zahl – ein kleines Problem (siehe Schweizerische Ärztezeitung, 69, 1988 Heft 16, 20.4.88, S. 655).

AIDS – Die epidemiologische Situation in Deutschland

Das Deutsche Ärzteblatt (84, Heft 45, 5. November 1987 [23], B–2103) veröffentlichte einen Bericht über die Gesamtsituation bezüglich AIDS in Deutschland. Das Blatt schreibt: «In den letzten 11 Monaten hat sich die Gesamtzahl der registrierten AIDS-Fälle in Deutschland verdoppelt; 41 Prozent aller registrierten Fälle wurden seit Januar 1987 gemeldet. Als Kurzzeitprognose ist mit dem Auftreten von etwa 1500 neuen AIDS-Fällen und etwa 600 bis 700 Todesfällen in den nächsten zwölf Monaten zu rechnen, bei mehreren tausend Patienten werden klinische Vorstadien von AIDS, also ARC und LAS diagnostiziert werden.»

Nachstehend geben wir einige Tabellen aus dem Deutschen Ärzteblatt wieder:

Tabelle 1: Vom Nationalen Referenzzentrum für die Epidemiologie von AIDS registrierte AIDS-Erkrankungen (CDC-Falldefinition) in der Bundesrepublik Deutschland (Stand 30. September 1987)

Manifestation des Immundefektes	**Fall-zahl**	**% gesamt**	**Patienten verstorben**	**% verstorben**
Kaposi-Sarkom (KS) ohne opportunistische Infektionen (OI)	215	15,4	67	31,2
KS und OI	199	14,2	121	60,8
OI oder typische Malignome*)	986	70,4	439	44,5
Gesamt	**1 400**		**627**	**44,8**

*) Isolierte Lymphome des ZNS; Burkitt- und Non-Hodgkin-Lymphome bei HIV-Infektion

Tabelle 2: Alters- und Geschlechtsverteilung bei AIDS-Erkrankungen (Stand 30. September 1987)

Alter	Zahl der Patienten männlich	Zahl der Patienten weiblich	% von Gesamtzahl
0– 1 Jahr	5	4	0,6
1– 9 Jahre	8	3	0,8
10–15 Jahre	9	0	0,6
15–19 Jahre	7	0	0,5
20–29 Jahre	215	37	18,0
30–39 Jahre	498	24	37,3
40–49 Jahre	389	10	28,5
über 50 Jahre	159	8	11,9
unbekannt	24	0	1,7
Gesamt	**1 314**	**86**	
	1 400		

Tabelle 3: Verteilung auf die Risikogruppen bei AIDS-Erkrankungen (Stand 30. September 1987)

Risikogruppe	Fallzahl männlich	Fallzahl weiblich	% gesamt
1. Homo- oder bisexuelle Männer	1 025	–	73,2
2. Fixer	67	44	7,9
2. a) Risiken 1. + 2.	18	–	1,3
3. Hämophile	82	0	5,9
4. Bluttransfusionsempfänger	21	13	2,4
5. Heterosexuelle Partner von Risikogruppen 1–4	30	17	3,4
5. Kinder unter 13 J. (Eltern aus Risikogruppe)	9	4	0,9
7. Nicht bekannt	62	8	5,0
Gesamt	**1 314**	**86**	
	1 400		

Tabelle 4: Vom Nationalen Referenzzentrum für die Epidemiologie von AIDS registrierte AIDS-Erkrankungs- und -Todesfälle (CDC-Falldefinition) in den Bundesländern und West-Berlin (Stand 30. September 1987)

	Registrierte AIDS-Fälle im Zeitraum vom 1. 1. 82–30. 9. 87			Zahl der im angegebenen Zeitraum neu registrierten AIDS-Fälle				
				1. 1. 82 – 31. 12. 84	1. 1.– 4. 10. 85	1. 1.– 30. 9. 86	1. 1.–30. 9. 1987	
	gesamt	Frauen	verstorben	gesamt	gesamt	gesamt	gesamt	verstorben
Berlin	299	11	122	34	26	59	143	52
Hessen (Frankfurt)	228 (152)	16 (10)	99 (63)	25 (22)	29 (19)	49 (42)	96 (61)	21 (9)
Nordrhein-Westfalen	270	20	125	24	29	80	97	40
Hamburg	121	1	52	14	29	23	45	8
Bayern (München)	220 (167)	3 (2)	114 (87)	23 (19)	15 (9)	41 (38)	80 (50)	38 (25)
Baden-Württemberg	96	19	49	8	16	16	35	15
Niedersachsen	70	8	39	3	5	13	32	16
Bremen	31	1	9	3	3	2	19	7
Schleswig-Holstein	15	1	3	0	1	2	7	1
Rheinland-Pfalz	39	4	11	1	2	10	19	3
Saarland	11	2	4	0	1	3	4	2
Gesamt	**1 400**	**86**	**627**	**135**	**156**	**298**	**577**	**203**

B-2104 (24) Dt. Ärztebl. **84**, Heft 45, 5. November 1987

Tabelle 5: Vom Nationalen Referenzzentrum für die Epidemiologie von AIDS registrierte AIDS-Erkrankungs- und Todesfälle pro Halbjahr in der Bundesrepublik Deutschland nach Diagnosedatum (Stand 30. September 1987)

Halbjahr der Diagnose-stellung[1])		**Zahl der AIDS-Fälle je Halbjahr**	**davon verstorben gemeldet*)**	**% verstorben gemeldet**
Unbekannt		14	6	–
Vor 1981		2	2	100,0
1981	Jan.–Juni	0	0	
	Juli–Dez.	0	0	
1982	Jan.–Juni	5	4	80,0
	Juli–Dez.	6	6	100,0
1983	Jan.–Juni	22	17	77,3
	Juli–Dez.	17	13	76,5
1984	Jan.–Juni	41	34	82,9
	Juli–Dez.	75	55	73,3
1985*)	Jan.–Juni	114	72	63,2
	Juli–Dez.	171	93	54,4
1986*)	Jan.–Juni	206	100	48,5
	Juli–Dez.	269	113	42,0
1987*)	Jan.–Juni	334	89	26,6
	Juli–Dez.	124	23	18,5
Gesamt		**1 400**	**627**	**44,8**

[1]) Zeitpunkt, an dem die ärztliche Diagnose entsprechend der „CDC-Definition für einen Fall von AIDS" gestellt wurde
*) Daten unvollständig (Nachmeldungen werden erwartet)

Nicht zellzerstörende natürliche HIV-Varianten bei AIDS-Patienten mit ZNS-Beteiligung

(Deutsches Ärzteblatt, 85, Heft 16, 21. April 1988, [27], B–795).

Das Deutsche Ärzteblatt bringt einige Berichte aus dem englischen Blatt «The Lancet», die von ganz großer Bedeutung in bezug auf das Wesen der HIV-Infektion sind (The Lancet, I, [1987], 234–238). Der Titel der englischen Veröffentlichung lautet: «Non-cytocidal Natural Variants of HIV Isolated from AIDS-Patients with Neurological Disorders.» Vier AIDS-Patienten mit ZNS-Manifestationen lieferten fünf AIDS-Viren, die durch antigene Kreuzreaktion und Nukleinsäure-Hybridisation auf HIV-spezifische Antikörper und DNS-Proben als HIV identifiziert wurden.

«Die Replikation sowie die zytopathologischen Eigenschaften dieser Züchtungen wurden untersucht und mit Lymphoadenopathie-verwandten Viren (HIV, LAV) verglichen. Alle Züchtungen hatten eine Testfähigkeit äquivalent zu Lymphoadenopathie-verwandten Viren, bei vier Züchtungen wurden T4-(DC-4-Zellen) jedoch nicht getötet.»

Dieser letzte Befund ist äußerst wichtig, denn das HIV attackiert das Immunsystem über die T4-Gruppe – also über die Zellen, die eine T4-Gruppe enthalten. Wenn keine T4-Gruppe an diesen Zellen vorhanden ist, findet keine Attacke und keine Tötung der Zellen statt. Nun, 4 Züchtungen, die nur neurologische Störungen hervorrufen, greifen das T4-System nicht an, greifen also das Immunsystem nicht an, obwohl sie neurologische Symptome hervorrufen.

Anand R. et al. schließen also, daß «Diese Isolierung von nicht zellzerstörenden natürlichen Varianten der HIV ... die Wahrscheinlichkeit erhöht ... und, daß bei einigen AIDS-Erkrankungen neurologische Störungen auf HIV-Varianten basieren, die keine T4-Zellen zerstören. Im Klartext heißt das, daß einige Varianten (Mutanten?) von HIV neurotrop und einige lymphoadenotrop sind. Einige HIV-Mutationen oder -Varianten von HIV greifen also das Nervensystem (peripher und zentral) an und bringen die ARC-Symptome hervor (neurologische Erscheinungen) und andere HIV-Varianten bringen Vollbild-AIDS mit Immun-Suppression und opportunistischen Infektionen hervor. Wenn sich diese Beobachtung bestätigt, stellt sie einen sehr großen Fortschritt in der AIDS-Forschung dar.

Diese Ergebnisse weisen ferner darauf hin, daß Virustests und Zelltoxizität bei HIV nicht immer übereinstimmen. Aus diesem Grund greift ARC zuerst neurotrop an und löst ARC aus. Später, nachdem mutante Formen von HIV entwickelt werden, entsteht Vollbild-AIDS, wobei opportunistische Infektionen neben Immun Depression zum Vorschein kommen. Zwei oder mehr Arten von HIV sind für diese verschiedenen Erscheinungsformen verantwortlich.

Epilog

Plagen, Seuchen, Epidemien und Pandemien sind nichts Neues. Syphilis wütete unter den Spaniern, die Pest (der schwarze Tod) unter den Franzosen, Tuberkulose unter den Eskimos und Kinderlähmung (Poliomyelitis) unter den Bürgern der USA. Jetzt bedroht eine neue Krankheit die ganze westliche Welt (so weit wir sehen können), die am Anfang mit sexueller Moral assoziiert war. Wie bei den meisten, neuen epidemischen Krankheiten und Seuchen gibt es am Anfang keine Behandlung, und die Krankheit ist bei vielen Patienten terminal.

Was bei der heutigen AIDS-Epidemie neu ist – d.h. neu in dieser Generation bei der Vorherrschaft der wissenschaftlichen Methode von Seuchenbekämpfung –, ist die Tatsache, daß mancherorts Politiker über die Strategie entscheiden und nicht die Wissenschaftler. Politische Ideologien und Lobbys bestimmen heute mit, in welcher Art und Weise eine kontagiöse Krankheit wie AIDS eingedämmt werden soll. Die Naturwissenschaftler werden wohl konsultiert, haben aber in der Praxis wenig Macht.

Politik entscheidet, ob gewisse Arten von Quarantäne «Diskriminierung» bedeutet oder eine medizinische Notwendigkeit ist. Dabei hat doch Politik die Promiskuität gesellschaftsfähig gemacht. Wenn medizinisch bezogene Gesetzesentwürfe vorgelegt werden, entscheiden Politik und Lobbys, daß es sich um eine Diskriminierung der AIDS-Patienten handle. Hier wird festgelegt, ob man dem kranken Bürger die gesellschaftliche Freiheit einschränken soll. Führende Politiker setzen sich über rein medizinische (und nicht ideologische) Kriterien und Regeln hinweg. Eine tödliche Seuche müßte selbstverständlich nur mit den besten medizinischen (und in zweiter Linie politischen) Methoden bekämpft werden. Die Medizin sollte die Legislative, die Politik die Exekutive sein. Nun haben aber heute zum Teil naive Rechtsanwälte und Politiker die Maßnahmen, die man gegen die tödliche AIDS-Seuche anwenden soll, festgelegt. Die Folgen werden entsprechend sein.

Zum Beispiel bestimmen AIDS-Lobbys, d.h. Gruppen von Menschen, die besondere Interessen für oder gegen bestimmte Maßnahmen hegen, ob man AIDS-Risikogruppen obligatorisch auf HIV-Antikörper testen soll oder nicht. Dieselben Gruppen bestimmen auch, ob man AIDS-Kontakte zurückverfolgen soll oder nicht – eine medizinische Notwendigkeit bei der Bekämpfung aller Arten ansteckender Krankheiten. Wiederum solche Gruppen bestimmen über die Art der Propaganda und AIDS-Aufklärung.[1]

Es ist doch offensichtlich, daß zu Beginn der AIDS-Epidemie eine rein ideologische Lobby-Politik betrieben wurde, denn viele Staaten der Welt führten vor Ausbruch der AIDS-Epidemie in ihren Statuten – wenn auch oft mit negativ zu beurteilenden Handhabungen, so doch grundsätzliche – Anti-Gesetze. Solche Homosexualitäts Gesetze entstanden sicher aus dem traditionellen Christentum oder Judentum. Als nun diese Gesetze durch die Tätigkeit der Lobbys entweder annulliert oder nicht beachtet wurden, fing eine homosexuelle Subkultur, besonders in Städten wie San Francisco oder New York zu gedeihen an. Diese Subkultur lieferte die Infrastruktur zur Verbreitung des AIDS-Virus. War das Virus einmal importiert, replizierte es sich in einem solchen Umfeld sehr schnell. Damit waren die Bedingungen für eine AIDS-Pandemie in einer solchen homosexuellen Subkultur geradezu ideal.

Die Sex-Emanzipation (Sex-Revolution), die mit allen möglichen politischen Mitteln im Volk forciert wurde, stellt den zweiten Faktor in der Verbreitung dar; denn die hetero- wie auch die homosexuelle Promiskuität wurde mit Hilfe der permissiven Gesellschaft geradezu modern. Sie wurde auch politisch massiv unterstützt.

Ein dritter Faktor zur Ausbreitung des AIDS-Virus ging schließlich Hand in Hand mit der Sex-Emanzipation und der Permissivität: Religion mit ihren Gesetzen und Tabus hat keinen Einfluß mehr auf das praktische Leben. Religiöse Zurückhaltung in geschlechtlichen Beziehungen brach mit dem Zerfall der Religion zusammen. Eine Auswirkung des Glaubens besteht darin, daß der religiös bedingte Geist nicht mehr allein von den körperlichen Instinkten beherrscht wird. Christus selbst hat ja gesagt: «Wer nicht ‹nein› zu sich selbst sagen kann, kann nicht mein Jünger sein» (Luk. 14,33). Mit dem Einbruch der permissiven Gesellschaft konnte der Zerfall aller Inhibitionen nicht weit weg sein. Auf diese Weise entsteht eine hemmungslose Gesellschaft.

Die Psyche des Menschen soll also seine Instinkte und Triebe beherrschen. Die Treue eines Mannes zu seiner Frau ist gerade durch diese Überlegung bedingt. Wo Untreue vorkam, wurde sie damals als Mangel oder Fehler bewertet. Heute, im Zeitalter der permissiven Gesellschaft, ist dies kaum mehr der Fall, denn selbst das Schweizer Gesetz kennt *Schuld* als Faktor bei Ehescheidung nicht mehr.

Diese rein ideologisch bedingten Regeln sind durch die Sex-Emanzipation verändert worden. Die Folge davon ist, daß anstelle von Zurückhaltung und Inhibitionen zwischen den Geschlechtern Inhibitionslosigkeit und Sich-Ausleben vorherrschen. Die wiederum logische Folge ist: Inhibitions- und Hemmungslosigkeit zwischen den Geschlechtern brachte sehr bald Zügellosigkeit mit sich. Welcher Mann (oder welche Frau) kann rein physiologisch gesehen auf die Dauer 5–10 oder mehr geschlechtliche Kontakte pro Nacht mit Orgasmus standhalten (dies kommt tatsächlich in gewissen Kreisen – mit anonymen Partnern – oft vor), ohne daß seine (oder ihre) Leistungen auf anderen Gebieten des Lebens beeinträchtigt werden? Und wenn sich solche Unmäßigkeiten 4–5mal pro Woche wiederholen, hat man bald eine Gesellschaft, wie sie Dr. Johann Millendorfer in seinem Buch «Konturen einer Wende»[2] beschreibt – eine Gesellschaft, die bezüglich Leistung, Kreativität und Lebensfreude einfach unterdurchschnittlich ist. Das Verhältnis zwischen geschlechtlicher Permissivität und Leistung des Menschen wird in Millendorfers Buch statistisch gut dargestellt und die Daten drastisch vor Augen geführt. Wenn man diese Sex-Revolution weiter betreibt, wird man bald eine Rasse von Menschen produziert haben, die fast nur noch an Sex denken kann – und zu wenig anderem taugt.

Psyche und Körper des Menschen sind auch für andere Leistungen gedacht, nicht ausschließlich für Sex. Eigentlich sollte die Sexualität Ausdruck der innersten Verbundenheit von Leib, Seele und Geist sein. In diesem Sinn erfreut und befriedigt sie Geist, Seele und Leib. Daher ist anonymer Sex, homosexuell oder heterosexuell, verabscheuungswürdig. Besonders widersinnig sind aus dieser Perspektive die multisexuellen anonymen Kontakte gewisser Homosexueller. Die Partner kennen sich oft nur für den Augenblick ihrer Triebbefriedigung. So wird ein Ausdruck der innigsten Liebe und altruistischen Verbundenheit – das intimste Geheimnis zweier Liebender – zu einem erniedrigenden anonymen Exerzitium körperlicher Selbstbefriedigung.

Sicher war es politisch ursprünglich gut gemeint, sich für die Emanzipation des Menschen einzusetzen. Falsch ist aber, wenn diese Emanzipation die höchsten Eigenschaften beiden Geschlechts karikiert. Die ideologisch bedingte Promiskuität in Afrika und im Westen diente als Eingangspforte für die tödliche AIDS-Seuche, und zwar weltweit.

Aggression und Aggressivität

Es scheint heute ziemlich festzustehen, daß gewisse Lebensweisen auch eher Aggressivität schüren. Der heutige Ausbruch von Gewalttat und Aggressivität bereitet unseren Politikern viel Kopfzerbrechen. Kino und Fernsehen bringen täglich immer mehr Gewalttaten, so daß im Frühjahr 1988 in England ein dreizehnjähriges Mädchen wegen Mordes (mit dem Messer) an einem jugendlichen Kameraden vor Gericht stand. In Amerika haben Lehrer beantragt, daß sie während ihres Schuldienstes Waffen tragen dürfen.

Mitten in diesem allgemeinen Trend waren es 1987 200000 Homosexuelle, die in Washington gewalttätig demonstrierten. Sie haben ihrerseits damit gedroht, die Blutbanken mit HIV zu verseuchen, indem sie andere Homosexuelle aufforderten, HIV-infiziertes Blut zu spenden, wenn nicht noch mehr Geld für AIDS-Therapie zur Verfügung gestellt werde. Würde diese Drohung Wirklichkeit, wäre das Mord an Patienten, die das infizierte Blut bei Operationen oder sonstigen notwendigen Bluttransfusionen erhielten. Diese Art Mord ist reiner Terrorismus, genau wie bei Flugzeuggeiselnahmen – nur wäre die Technik des Mordes subtiler.

Die Bibel gibt uns den ersten authentischen Bericht über die Auswirkungen von Sodomie im ursprünglichen Sinn. Die Stadt Sodom war wegen der Praxis von Homosexualität und Gewalttat in der alten Welt sehr bekannt. Kedorlaomer (1. Mose 14) der mächtige Monarch dieses Gebiets, griff die Stadt dann an und nahm Abrahams Neffen Lot und seinen ganzen Haushalt nebst den Königen von Sodom, Gomorra und Zoar gefangen und führte sie nach Damaskus. Als Abraham und seine Leute von dieser Geiselnahme hörten, überraschten sie Kedorlaomer nördlich von Damakus und brachten Lot und die Könige von Sodom und Gomorra ohne Verluste mitsamt ihrem Hab und Gut zurück. Dafür verlangte Abraham keine Entschädigung, nur den Proviant, den seine Verbündeten benötigt hatten. Warum dieses Bild? Um zu zeigen, daß Sodom und Gomorra allen Grund gehabt hätten, Abraham und Lot von Herzen dankbar zu sein. Das waren sie aber keineswegs, denn als Gott (der Gott Abrahams) seine Botschafter sandte, um nach den wirklichen Zuständen in Sodom zu schauen, kehrten sie über Nacht bei Lot ein. Als nun die Männer von Sodom vernahmen, daß die Botschafter bei Lot seien, umzingelten sie Lots Haus und drohten, die Türen einzuschlagen. Sie verlangten, daß die Botschafter freigegeben werden sollten, denn die Sodomiter wollten die Männer homosexuell vergewaltigen. Woraufhin Lot, der die Sodomiter gut kannte, ihnen seine zwei eigenen Töchter für die Nacht anbot. Offenbar hatte die Familie Lot etwas zu viel sodomitische Kultur absorbiert! Die Sodomiter lehnten das Angebot gewaltsam ab und wollten Lots Tür aufbrechen. Daraufhin schlugen die Botschafter die homosexuellen Angreifer mit Blindheit, so daß diese die Tür vergeblich suchten.

Wir schließen also daraus, daß sich die homosexuellen Sodomiter erstens Abraham und seiner Familie, einschließlich Lot, gar nicht verpflichtet fühlten – ohne Abraham wären sie alle mit ihrem König Sklaven Kedorlaomers gewesen. Zweitens zeigten sie sich in keiner Weise dankbar. Im Gegenteil, im Grunde waren sie im höchsten Grad angriffig und gewalttätig. Ihre homosexuelle Tätigkeit war eine sehr starke Leidenschaft.

Im Laufe meiner Vortragstätigkeit in verschiedenen Universitäten hatte ich Gelegenheit, ganz ähnliche Zustände wie in dieser biblischen Geschichte zu beobachten. In einigen mußte ich von Zeit zu Zeit über die medizinischen Aspekte von AIDS referieren. Zu solchen Anlässen kommen oft ganze Gruppen von Homosexuellen (und oft Feministen) dazu. Passen nun diesen Leuten irgendwelche medizinischen Tatsachen nicht, fangen sie oft an, mit ihren Pfeifen, Flöten und anderen Instrumenten, die sie mit sich führen, Lärm zu verursachen. Dieser Krach macht die Weiterführung des Vortrages unmöglich. Einer meiner Kollegen versuchte einmal während 2½ Stunden über Abtreibung zu sprechen. Leider vergeblich. Würde man in gleicher Form erwähnen, daß AIDS hauptsächlich durch Homosexualität in den Westen importiert wurde, kann man damit rechnen, daß ein enormer Lärm ausgelöst würde!

Die Heilige Schrift koppelt die homosexuellen Praktiken mit obigen Verhaltensweisen, wenn sie lehrt: «In ihren Gedanken verfielen sie in eitlen *Wahn* und ihr unverständiges Herz wurde verfinstert ... deshalb gab sie Gott dahin in schändliche *Leidenschaften* ... sie *entbrannten* gegeneinander *Mann gegen Mann*... Gleicherweise verließen auch die Männer den natürlichen Verkehr mit der Frau und *entbrannten* gegeneinander in ihrer Begierde, so daß Männer mit Männern Schande trieben ... erfüllt mit jeglicher Art von Ungerechtigkeit, Schlechtigkeit, Habsucht, Bosheit, voll Neid, Hader, Mord, Betrug, Tücke ... lieblos unbarmherzig (Röm. 1,21–31). Ein Kommentar ist sicher überflüssig.

Es scheint also, daß Homosexualität *und deren Praktiken* einen psychischen Reiz erzeugen, der nicht nur den normalen Verkehr zwischen den Geschlechtern stört, sondern auch die normalen Verhältnisse der Gesellschaft schlechthin beeinträchtigt. Harmonisches Leben wird erschwert. Schon aus diesen Gründen scheint es mir wichtig, festzuhalten, daß Homosexualität nicht nur medizinische Folgen mit sich bringt (AIDS bei HIV-infizierten Partnern), sondern auch geistliche, geistige und psychische Folgen nach sich ziehen kann. Der Gebrauch von Kondomen kann das Risiko von *körperlichen* Krankheiten (AIDS etc.) herabsetzen. *Damit werden aber die psychischen, geistlichen und auch gesellschaftlichen Folgen nicht ausbleiben;* denn Homosexualität tangiert den ganzen Menschen nach Leib, Seele und Geist (Soma, Psyche und Pneuma).

Aus diesen Gründen ist es nicht verwunderlich, daß die alten Väter der USA und andere Länder ihre Anti-Sodomiegesetze so streng formulierten. Solange die Mehrzahl einer Bevölkerung mehr oder weniger monogam lebte, bot die Erscheinung eines etwaigen HIV-Virus relativ wenig Gefahr. Ist aber das Virus einmal in einer Gesellschaft vorhanden, bietet Promiskuität hetero- oder homosexueller Art die ideale Gelegenheit für die Ausbreitung von Viren dieser Art. Deshalb bot die Sex-Emanzipation den maximalen Nährboden für die Ausbreitung der AIDS-Seuche.

Wie kann man die AIDS-Epidemie zum Stillstand bringen?

Die Gesundheitsämter der Welt haben Aufklärungskampagnen lanciert, um die AIDS-Epidemie zu stoppen. In homosexuellen Kreisen der USA wenigstens ist die Zahl neuer HIV-Infektionen etwas zurückgegangen. Weil jedoch die HIV-Inkubationsperiode so ausgedehnt ist, zeigen sich die Resultate dieser Anstrengungen relativ langsam. Drogenabhängige, die mit ihren infizierten, gemeinsam gebrauchten Nadeln das Virus verbreiteten, scheinen heute etwas vorsichtiger geworden zu sein. Man begann in einigen Städten mit der unentgeltlichen Abgabe steriler Nadeln in solchen gefährdeten Kreisen, um die AIDS-Infektionsrate auch dort zurückzudrängen.

Würde aber eine Rückkehr zur Monogamie und ein Verzicht auf Promiskuität die AIDS-Epidemie zum Stillstand bringen? Sicher trüge ein solcher Verhaltenswechsel in breiten Kreisen der Bevölkerung etwas dazu bei, die Ausbreitung des Virus wenigstens zu verlangsamen. Wenn aber das Virus einmal in den Blutbanken weit verbreitet ist, sind alle, auch die Bluter, direkt von AIDS-Infektionen gefährdet. Die Rückkehr zu einer monogamen Lebensweise allein würde also den Status Quo bei AIDS nicht wiederherstellen. Die Büchse der Pandora ist einmal geöffnet worden, die Seuche ist jetzt draußen in der Welt weitverbreitet, sie geht nicht mehr in ihre Büchse zurück. Der Gebrauch von Kondomen verleiht keine absolute Sicherheit, sondern kann lediglich die Ausbreitung des Virus etwas verlangsamen, wird aber die psychischen Folgen von Promiskuität nicht beheben.

In den wenigen Gesellschaften, die heute noch völlig AIDS-frei sind, wird ein monogamer, heterosexueller Lebensstil der AIDS-Epidemie sicher etwas Einhalt gebieten, solange auch die Blutbanken, Blut und Blutprodukte nicht von AIDS-verseuchten Gebieten importieren. Wenn aber HIV (ohne Antikörperbildung) die Blutbanken verseucht hat, dann ist die Lage anders.

Neueste Forschungen haben gezeigt, daß unter 288 homosexuellen Männern in San Francisco, die mit HIV infiziert waren, 144 innerhalb von 6 Jahren Vollbild-AIDS entwickelten. Von diesen 288 zeigten 72 ARC (AIDS related conditions) keine direkte Immun-Suppression! (Vgl. British Medical Journal 296 [1988] S. 745). Es handelt sich hier um die erste Forschung, die bezüglich der Entwicklung eines HIV-infizierten Patienten zu AIDS oder ARC eine Prognose auf Grund der Änderungen seines Bluttestes wagt. Die Gesundheitsbehörde von San Francisco sagt voraus, daß sich in Zukunft sehr wenige Homosexuelle frisch mit AIDS infizieren werden. Bis 1993 rechnet die gleiche Behörde damit, daß 17000 AIDS-Fälle in San Francisco auftreten werden, die von jetzt schon infizierten Menschen herrühren. (Vgl. New Scientist 31. März 1988, S. 19). Die Gesundheitsbehörde von San Francisco ist der Überzeugung, daß die Aufklärungskampagne für die sinkende Zahl neuer Infektionen verantwortlich ist.

Weil nun das HIV einmal aus der Büchse der Pandora entwichen ist, so daß auch von den Blutbanken her immer wieder neue Infektionen (besonders unter Blutern) entstehen, bleibt die einzige wirkliche Hoffnung, die Pandemie einzudämmen, die der Entwicklung neuer effektiver Therapien. Dies wird keine leichte medizinische Aufgabe sein, denn das Virus paßt derart gut in seine ökologische Nische im menschlichen Organismus, daß man es dort an Ort und Stelle kaum vernichten kann, ohne gleichzeitig den menschlichen Trägerorganismus mitzuvernichten. Trotzdem, der Mensch ist außerordentlich erfinderisch. Wenn er genügend Wissen über die Struktur und Funktion des Virus besitzt, kann es sein, daß er Kniffe entwickelt, um den Stoffwechsel, der das Virus lebensfähig macht, zu beeinträchtigen, ohne zur gleichen Zeit den menschlichen Stoffwechsel zu blockieren.

Man muß dabei aber bedenken, daß z.B. das Krebsproblem nach 50 und mehr Jahren intensivster Forschung prinzipiell noch nicht gelöst ist. Mancherlei kann man palliativ unternehmen und in einigen Fällen gewisse Krebsarten sogar heilen. Doch sind Lungenkrebs, Brustkrebs und Prostatakrebs oft nur schwierig und langfristig behandelbar.

Deshalb bleibt für unsere Gesellschaft die Überwindung der AIDS-Epidemie durch Therapie und Aufklärung erste Priorität. Genauso wichtig wäre die Rückkehr zu den ethischen und moralischen Grundwerten. Auch der sogenannte wissenschaftliche Materialismus, der unsere Gesellschaft und Wissenschaft beherrscht, kann an den Folgen der Unterminierung der religiös basierten Sex- und Promiskuitätstabus zu einem großen Teil schuldig sein. Denn dieser Materialismus vernichtet den Glauben an eine Transzendenz, die die Quelle aller absoluten Werte sein muß.

Klar ist doch, daß der Mensch ohne den Transzendenzglauben geneigt ist, nur nach seinen Instinkten und nach dem sogenannten «Hier und Jetzt» zu leben. Er glaubt nicht mehr an transzendente, absolute Werte. Seit dem 19. Jahrhundert hat sich die materialistische Wissenschaft bemüht, alle Transzendentglaubenden zu belächeln, mitsamt ihren Werten und Tabus. Waren nun diese Werte einmal diskreditiert, nahm Promiskuität überhand. So wurde die Büchse der Pandora mit dem Erscheinen des HIV geöffnet.

Wenn obige Gedanken Wahrheit in sich tragen, ist die Überwindung des wissenschaftlichen Materialismus ein wichtiger Punkt in der Überwindung unserer heutigen Krise, einschließlich AIDS.

Glücklicherweise ist die gegenwärtige materialistische Naturwissenschaft, insbesondere die Physik und die Mathematik emsig damit beschäftigt, die rein materialistische Naturwissenschaft prinzipiell von der Struktur des Universums her zu überwinden. Sie will eine wirklich moderne Dimensionenlehre, die die wissenschaftliche Realität anderer Dimensionen, zusätzlich zu denen von Zeit und Raum bestätigt, entwickeln. Um sich diese Entwicklung bestätigen zu lassen, braucht man sich nur mit einem modernen Autor zu beschäftigen, z.B. mit Paul Davies, dem Physiker der Universität von Newcastle-upon-Tyne in Nordengland. Sein Buch «God and the New Physics» (Penguin Books Ltd., Harmonsworth, Middlesex, England, 1983) ist sicher nicht orthodox, weder vom Standpunkt der Physik noch vom christlichen Standpunkt aus. Aber die Realität von anderen Dimensionen, die die unseren von Zeit und Raum transzendieren, steht in den Augen der modernen Physik ganz fest.

Gesetzt also den Fall, daß andere Dimensionen existieren, die von den unseren durch Ereignishorizonte getrennt sind, darf man wohl annehmen, daß man in dieser Tatsache die Antwort auf das Problem der Herkunft von Information schlechthin suchen muß. Vielleicht liegt in diesen anderen jetzt bekannten transzendenten Dimensionen die Quelle aller Zeichen jener Intelligenz, die wir überall in der Natur um uns herum so deutlich beobachten können. Deshalb sind wir persönlich der festen Überzeugung, daß die Überwindung des alten, teilweise überholten, wissenschaftlichen Materialismus eine maßgebliche Rolle in der Überwindung unserer heutigen gesellschaftlichen Krisen spielen wird – insofern nicht all das heute so beliebte Okkulte das wahre Transzendente ersetzt.

Aus den obigen Gründen ist es sehr ermutigend zu wissen, daß die Fortschritte in der modernen Naturwissenschaft zur gleichen Zeit große Schritte in der Überwindung des alten Materialismus darstellen; denn der alte Materialismus war zu einem großen Teil auf Halbwissen fundiert. Fortschreitende Erkenntnis kehrt oft die Erkenntnisse von gestern um. Wenn weitere Fortschritte auf diesem Gebiet uns das ursprüngliche Vertrauen in die alten absoluten Werte wieder schenken, würde unsere Gesellschaft sicher davon profitieren.

Die Herausforderung von AIDS an die Christenheit von heute

Potentiell bedroht die gegenwärtige AIDS-Epidemie unsere Gesellschaft wie die Pest die damalige im Mittelalter. So stellt diese Kalamität auch heute eine ganz große Herausforderung für alle gesunddenkenden Menschen dar. Zu helfen und die Not zu lindern, das ist das Gebot der Stunde.

Eines muß wohl allen christlich denkenden Menschen klar sein: Richten ist hier fehl am Platz und hilft keinem. Jetzt, da die Epidemie ausgebrochen ist, muß der Christ nicht mehr nur mit Worten, sondern mit praktischem Handeln helfen. Wenn wir christlich denken, müssen wir diesen gefährdeten Menschen aktiv helfen. Was kann man nun praktisch tun?

Der Naturwissenschaftler oder der Mediziner kann sich in der Forschung engagieren, um bessere Drogen oder Vakzinen zu entwickeln. «Normalsterbliche» können eher in den Familien der Betroffenen helfen, wenn Mutter, Vater oder Kinder erkrankt sind. Kleine Dienste wie Einkäufe usw. tätigen, sind für Menschen, die durch AIDS geschwächt sind, eine sehr große Hilfe. Dazu kann jeder finanziell helfen, indem er gezielt für Forschung und Sozialhilfe (besonders christlicher Organisationen) für AIDS-Kranke spendet. Die Behandlung AIDS-Kranker bedarf – besonders bedingt durch die modernen Chemotherapeutika, einer großen Anzahl von Bluttransfusionen. Auch das wäre eine Möglichkeit zu helfen, nämlich durch Blutspenden, denn der Mangel an Spenderblut ist groß. So kann man das Leid der Kranken mittragen und die Qualität des Lebens verbessern helfen.

Alle AIDS-Behandlung ist sehr kostspielig – die Pflege und die Medikamente sind sehr teuer. Es ist nicht gesagt, daß die Krankenkassen ohne weiteres alles sofort übernehmen werden – wenigstens in einigen Ländern ist dies nicht der Fall. Da könnte ein praktizierender Christ ein waches Auge auf das Ergehen einer Familie halten, die von AIDS betroffen ist. Wenn in späteren Stadien der Krankheit der Patient nicht mehr viel lesen kann, kann man ihn intensiver besuchen, um ihm zu zeigen, daß er nicht diskriminiert wird und man Erbarmen mit ihm hat. Verständige Gespräche sind Goldes wert. Überhaupt ist eine feinfühlige Seelsorge mit persönlichem Engagement von großer Wichtigkeit. Echte Liebe in solchen Fällen – nicht einfach Mitleid – ist die Voraussetzung für solche Arbeit. Noch gründlicher geht Dr. Windecker in seinem im Frühjahr '89 erscheinenden Buch über den praktischen Umgang mit AIDS (siehe letzte Seite dieses Buches) auf dieses Thema ein.

Organisationen, die bei AIDS-Problemen Hilfe leisten

Eine Liste mit den Adressen solcher Organisationen kann gegen frankierten Rückumschlag angefordert werden bei:

Schwengeler-Verlag
Stichwort «AIDS-Hilfen»
am Rosenberg
CH-9442 Berneck

Anmerkungen

Prolog

1 Fort Worth-Telegram, 30th. July 1985, R.C. Gallo and F. Wong-Staal, «A Human T-Lymphotropic Retrovirus (HTLV-III) as the cause of the Acquired Immunodeficiency Syndrome», Ann. of Int. Med. 1985: 103: 679–689. Lancet, 8th June, 1985, S. 1330–1332. Ann. of Int. Med. 1985: 103: 700–703. cf. Slaff and Brubaker, The AIDS Epidemic, New York: Warner Books, 1985, S. 112. F.P. Siegal and M. Siegal, AIDS: The Medical Mystery, New York, Grove Press, 1983, S. 119. Acquired Immunodeficiency Syndrome (AIDS): Precautions for Clinical and Laboratory Staffs. MMWR, 5th Nov. 1982. D. Peter Drotman (CDC), «Insect Born Transmission of AIDS», JAMA 1985, 254, 1085. Siehe auch Seale J. «AIDS Virus Infection: Prognosis and Transmission», JRSM, 1985: 78, 615.

2 siehe «Uganda, Land beyond Sorrow, National Geographic, Washington D.C., USA, April 1988, S. 468–492.

3 vgl. R. Süssmuth, AIDS, Hoffmann und Campe, Hamburg 1987

4 loc. cit. Süssmuth R.

5 «Konturen einer Wende», J. Millendorfer, Wien

6 siehe Millendorfer J. loc. cit.

7 siehe AIDS in Afrika, und: The AIDS Cover up, Gene Antonio, Ignatius Press, USA, 1986, S. 34–40

8 R. Süssmuth, AIDS, Wege aus der Angst, Hoffmann und Campe, Hamburg 1987

Kapitel 1

1 vgl. AIDS, Frank Rühmann, Edition Quumran im Campus Verlag, 1985, S. 11

2 vgl. AIDS and Lepra, New Scientist, 4.2.88, S. 33–34

3 vgl. Wall Street Journal, 13.3.86

4 vgl. M.M. Comons, Dallas Times Herald, 28.11.85; M.A. Fischl et al. JAMA 1985, 253, 3428–3430

5 vgl. Lexikalisches Kompendium der Medizin, AIDS, Wellcome, G.K. Steigleder, M. Rasokat und P. Bofinger, Aesopus Verlag, S. 172.

6 vgl. J. Seale, J.R.S.M. 1985: 78, 615

7 vgl. J.R.S.M. Febr. 1986, p. 122

8 Referenz mir unbekannt

9 vgl. J. Seale, AIDS-Virusinfektion: Diagnose und Transmission. J. Roy. Soc. Med., 1985, 78, 613–615. J.I. Slaff and J.K. Brubaker, The AIDS-Epidemic: how you can Protect Yourself and Your Family – why you must.

New York, Warner Books, 1985, pp. 159–160. S.L. Sivak and G.P. Wormer, «How Common ist HTL-III Infection in the United States?» N. Eng. J. Med. 1985: 313: 1352. J. Adler, N.F. Greenberg et. al. «The AIDS-Conflict», Newsweek, 23. Sept. 1985, p. 18. «The AIDS-Cover up», Gene Antonio, Igantion Press, San Francisco, 1986, S. 207
10 R. Süssmuth, AIDS, Hoffmann und Campe, Hamburg, 1987
11 vgl. Bobby Hilliard, The Advocate 28.5.85 p. 5. Bell and Weinberg, Homosexualities, New York, Simon + Schuster, 1987, p. 312.
12 The AIDS-Cover up, Gene Antonio, Ignatius Press, San Francisco, USA, S. 33–65
13 vgl. G.M. Mauhgit et. al. JAMA 1984, 251, 237–241
14 vgl. loc. cit. G.M. Mauhgit, JAMA, 1984, 151, 237–241

Kapitel 2

1 vgl. The AIDS Cover-Up, Gene Antonio, 1986, S. 3
2 vgl. The AIDS Cover-Up, Gene Antonio, loc. cit., S. 4
3 vgl. J. Seale, AIDS Virus Infection: Prognosis and Transmission, TRSM., 1986, 78: 614
4 vgl. Fettner A.G. und Check W.A., 1984, The Truth about AIDS, Evolution of an Epidemic, New York, USA
5 vgl. New York Times, 3.7.81 und Rühmann, Quumran, S. 20
6 vgl. T. Kassler, Gay Men's Health: A Guide to AIDS etc., New York, Harper and Row 1983, S. 1–36
7 vgl. Frank Rühmann, Quumran, S. 21
8 3. Juli 1981, MMWR; New York Times vom 3.7.81
9 vgl. A.P. Bell and M.S. Weinberg, Homosexualities... New York, Simon and Schuster, 1978, S. 105–9
10 vgl. Frot Worth Star-Telegram, 30.7.85
11 Seale J., J.R.S.M., 1985, 78, 615
12 vgl. Luc Montagnier, «Lymphadenopathy-Associated Virus: From Molecular Biology Pathogenicity», Ann. of Int. Med. 1975: 103: 689–693
13 vgl. Dr. John Seale, AIDS Virus Infection: Prognosis and Transmission, J. Roy. Soc. Med. 1985, 78, 613–615
14 vgl. J.A. Levy et al. «Infection by the Retrovirus Associated with the Acquired Immunodeficiency Syndrome, Ann. of Int. Med. 1985: 103: 694–699 und L.S. Fujikawa et al. «Isolation of Human T-Lymphotropic Virus Type III from Tears of a patient with AIDS», Lancet 1985: 2: 529
15 vgl. New York Magazine, 7.10.85, S. 29
16 J. Seale, op. cit. S. 614
17 vgl. AIDS Encephalopathy, G.M. Shaw et al., Science, 1985: 227, 177–182
18 vgl. F.P. Siegal, J. Roy. Soc. of Med. 1985, 75, 614
19 vgl. J. Seyle, J. Roy. Soc. of Med. 1985, 75, 614
20 vgl. D. Armstrong et al. Ann of Int. Med. 1985, 104, 738–741
21 vgl. Slaff and Brubaker, The AIDS-Epidemic, New York, Warner Books, 1985, S. 112–140

22 vgl. D.D. Ho et al. HTLV-III in the Semen and Blood of a Healthy Homosexual Man, Science 1984: 226: 451
23 D. Gehman et al. AIDS, Newsweek, 12.8.85, S. 22
24 vgl. JAMA, 1985, 253: 3398. Zitat aus Mortality and Morbidity, Weekly Report (MMWR), 1985, 34, 1–5, US-Bundesvorschriften
25 vgl. J. Curran, «The Epidemiology and Prevention of the Acquired Immunodeficiency Syndrome», Ann. of Int. Medicine, 1985, 103, 660
26 vgl. JAMA, 1985, 253, 363–366
27 vgl. J. Corran, «The Epidemiology and Prevention of the Acquired Immunodeficiency Syndrome», Ann. of Int. Medicine 1985: 103: 660
28 vgl. The Lancet, August 17th. 1985
29 vgl. CDC Bericht vom 14.1.1985
30 vgl. JAMA 1985: 254: 21: 324
31 vgl. Gene Antonio, The AIDS Cover-Up, 1986, Ignatius Press, San Francisco, S. 99
32 vgl. Gene Antonio, op cit. S. 99–100
33 vgl. M. Stanton Evans «AIDS Horror Story Worsens, Human Events, 30. Nov. 1985, p. 7. cf. JAMA 1985: 254: 3023–3026, JAMA, 1984, 252: 2037–2043
34 vgl. J.M. Jason et al., «HTLV-III/LAV Antibody and Immune Status of Household Contacts and Sexual Partners of Persons wieth Hemophilia», JAMA 10.1.85, p. 212–215
35 vgl. P.J. Grog et al., Lancet 28.11.81, Ss. 1218–1220, cf. auch MMWR 8.2.1985, Ss. 73–74
36 vgl. Gene Antonio, loc. cit. S. 103
37 vgl. Slaff and Brubaker, The AIDS-Epidemic, New York, Warner Books, 1985, p. 236
38 vgl. «The AIDS-Cover-Up», loc. cit., S. 155–167
39 Prof. Dr. Beat Roos, Direktor des Bundesamtes für Gesundheitswesen, AIDS, 1987, S. 1, Schweiz
40 Gene Antonio, loc. cit. S. xi
41 David Ho et al, M.E.J.M., 30.7.87, p. 278
42 Roos, loc. cit., S. 1
43 Gene Antonio, loc. cit. S. xi
44 a.a.O. Roos, a.a.O. S. 3
45 Gene Antonio, a.a.O., xl–xii
46 Roos, a.a.O., S. 5
47 Gene Antonio, a.a.O., S. 2
48 Roos, a.a.O., S. 4
49 ebd. S. 8
50 ebd. S. 8
51 Gene Antonio, a.a.O., S. 8
52 Roos, a.a.O., S. 8
53 ebd.
54 ebd.

55 ebd. S. 9
56 ebd.
57 Dallas Gay News, 20.5.83, USA
58 «Der Spiegel» Nr. 30/1987 S. 67
59 John Seale, AIDS Virus Infection: Prognosis and Transmission, J.R.S.M., 1985, 78, 615

Kapitel 3

1 Donald S. Burke et al., New England Journal of Medicin, July 16th, 1987, S. 131–136
2 AIDS 1986, Bundesamt für Gesundheitswesen, Bern, S. 4
2a AIDS, Steck Dich Nicht An! Eine Informationsschrift für Berufs- und Mittelschülerinnen und -schüler, Bundesamt für Gesundheitswesen, 3001 Bern, S. 5
3 Lui K.-J., et al., A model based approach for estimating the main incubation period of transfusion associated acquired immunodeficiency syndrome, Proc. Natl. Acad. Sci., USA, 1986, 83, 3051–5; Melbye M., et al., Long-term seropositivity for HIV/HTLV-III in homosexual men without the manifest AIDS Syndrome: Development of immunologic and clinical abnormalities: a longitudinal study. Ann. Inern. Med. 1986, 104, 496–500
4 Stein B.S. et al, Cell, 1987, 49, 659–68
5 David Ho et al., NEJM, July 30th, 1987, S. 279
6 vgl. Arya S.K. et al., Science, 1985, 229, 69–73, Cullen V.R., Cell, 1986, 46, 973–983 etc., siehe auch Ho David, NEJM, July 30th, S. 278–286
7 vgl. Lifson J.D. et al., Nature, 1986, 323, 725–728
8 Ho D.D. et al., J. Clin. Invest. 1986, 77, 1702–1715, Nicholson J.K.A. et al., J. Immunol. 1986, 137, 327, 323–329 etc.
9 Serwadda d. et al., Slim Disease, a New Disease in Uganda and its Association with HTLV-III Infection, Lancet, 1985, 2: 849–852
10 Ho D.D. et al., a.a.O., 1712–1715
11 Navia B.A. et al., Ann. Neurol. 1986: 19, 517–524
12 Shaw et al., Science, 1985, 227, 177–182
13 Ho D.D., New Engl. J. of Medicine, 1985, 313, 1493–1497 und Levy J.A. et al., Lancet 1985, 2: 586–588
14 Maddon P.J. et al., Cell, 1986, 47,, 333–348
15 Ho D.D., et al., Human Immunodeficiency virus neutralising antibodies recognise several conserved domains on the envelope glycoproteins. J. Virol. 1987, 61: 2024–2028
16 Lexikalisches Kompendium der Medizin, AIDS, G.K. Steigleder, M. Rasokat, F. Bofinger, Wellcome, Aesopus, 1987, S. 108

Kapitel 4

1 B. Roos, Informationsstelle des Bundesamtes für Gesundheitswesen und der «AIDS-Hilfe» Schweiz, Postfach, 8099 Zürich 1986, S. 9
2 Lexikalisches Kompendium der Medizin, AIDS, G.K. Steigleder, H.

Rasokat, F. Bofinger, Aesopus, Wellcome Foundation, 1987, S. 83–85
3 James Slaff and Brubaker, The AIDS-Epidemic, New York, Warner Books, 1985, S. 236, S. 42
4 Barre-Sinoussi F. et al., Resistance of AIDS-Virus at Room Temperature, Lancet, 28.9.1985, S. 721–722
5 Resnick L. et al., JAMA 1985, 225, 1887–1891
6 Mavleget G.M. et al., Chronic Immunestimulation by Sperm Alloantigens. Support for the Hypothesis that Spermatozoa induce Immunedysregulation in homosexual Males, JAMA, 1984: 251, 237–241 Vgl. auch Pearl Ma and Donald Armstrong, The Acquired Immune Deficiency Syndrome and Infections of homosexual Men, New York, York Medical Books, 1984, S. 415
7 vgl. Bell A.P. and Weinberg M.S., Homosexualities. A Study of Diversity among Men and Women. New York, Simon and Schuster, 1978, S. 106–109
8 Das Lexikalische Kompendium der Medizin, Wellcome, Aesopus, G.K. Steigleder, H. Rasokat, F. Bofinger, 1987, S. 85
9 Aus der Broschüre «Information zum Überleben – AIDS» 1/87, Schweizerisches Bundesamt für Gesundheitswesen und der AIDS-Hilfe Schweiz
10 Jaffe et al., The Acquired Immunodeficiency Syndrome in Gay Men, Ann. of Int. Med. 1985, 103, 662. Vgl. David G. Ostrom et al., Sexually transmitted Diseases in Homosexual Men, New York Medical Book Co., 1983, S. 141–149
11 Rueda Enrique, The Homosexual Network, Old Greenwich, Con.: Devin Adair, 1982, S. 89, Zitat aus The Journal (Manitou Springs, Col.) Juni 1, 1981: the Sacramento Bee (Sacramento Ca.), 13th March 1981
12 Rueda Enrique loc. cit.
13 The Aids Cover Up, Gene Antonio, Ignatius Pess, San Francisco, 1986, S. 40-42
14 GMHC = Gay Men's Health Committee, Healthier Sex, New York Native, 21–27, Okt., 1985, S. 59
15 The AIDS Cover-Up, Gene Antonio, Ignatius Press, San Francisco, 1986, S. 42
16 P.K. Lewin, Can. Med. Assoc. J., 1985, 132, 1110
17 L. Corey and K.K. Holmes, «Sexual Transmission of Hepatitis A in Homosexual Men», N. Eng. J. Med. 1980; 302: 435–438
18 Kassler, Gay Men's Health (New York, Harper and Row, 1983), S. 52
19 Sharon Kingman, AIDS, tbc and Lepra, New Scientist, 4.2.88, S. 34
20 Mortality and Morbidity Weekly Report (= Centers for Disease Control) 6th Dec. 1985
21 Informationsstelle des Bundesamtes für Gesundheitswesen und der «AIDS-Hilfe», Roos, Schweiz, Postfach, 8099 Zürich
22 Sexually Transmitted Diseases: 1980, Status Report, NIAID Study Group, U.S. Department of Health and Human Services, Public Health Services, National Institutes of Health NIH Publication No. 81–2213, S. 136

Kapitel 5

1 Goodman and Gillman, The Pharmacological Basis of Therapeutics, New York, Macmillan, 1980, S. 1240
2 Seale J., J.R.S.M., «AIDS Virus Infection; Prognosis and Transmission,» 1985, 78, S. 614
3 Seale J., JRSM, AIDS Virus Infection: Prognosis and Transmission, 1985, S. 615, 78.
4 H.M. Schmeck Jr., AIDS Researchers begin testing new version of Smallpox Vaccine, New York Times, April 10th, 1986
5 M. Seligman et al., AIDS – An Immunologic Reevaluation, N. Engl. J. of Medicine, 1984, 311, 1286–1292
6 «Neurological Complications appear often in AIDS», JAMA 1985, 253, 3379–3383
G.M. Shaw et al., HTLV-III Infection in Brains of Children and Adults with AIDS Encephalopathy, Science 1985, 227, 177–182
7 M. Essex et al., «Antigens of Human T-Cell Lymphotropic Virus, Typus III/Lymphoadenopathy-Associated Virus», Ann. of Int. Med., 1985, 103, 700–703
8 Zidovudin, New Scientist, 1.10.87, S. 28
9 Economist, June 20th, 1987, S. 92
10 Werner E.G. Müller, Heinz C. Schröder, Forschungsmagazin 2/86 der Joh. Gutenberg Universität, Mainz
11 New Scientist, 28.5.87, S. 28
12 Lexikalisches Kompendium der Medizin, Wellcome, Aesopus, G.K. Steigleder et al., 1987, S. 17, S. 44
13 Lexikalisches Kompendium der Medizin, loc, cit., S. 164–5
14 siehe 9
15 Lexikalisches Kompendium der Medizin, a.a.O., S. 167
16 AIDS-Monitor, New Scientist, 17th, Sept., 1987, S. 34
17 Sharon Kingman, New Scientist, 21.5.87, S. 26
18 Economist, 20.6.87, S. 92
19 Bliib gsund, Aarau, Sept. 1987, Nr. 22, S. 54–55
20 Herbert Th. Brüster, Barbara M.E. Kuntz und Johann W. Scheja, Deutsches Ärzteblatt, 84, Heft 13, 26.3.87 (41)
21 New Scientist, 27th, August, 1987, S. 15
22 Nature, 328, S. 721
23 siehe 21
24 ebd. S. 24
25 Luc Montagnier, Nature 326, S. 662
26 New Scientist, 1.10.87, S. 28
27 vgl. New Scientist, 21.5.87, S. 26 (Sharon Kingman)

Kapitel 6

1 vgl. The New Scientist, 1.10.87, S. 29
2 vgl. Economist, 17.10.87, S. 38

3 siehe 1
4 vgl. The New Scientist, 17.9.87, S. 35
5 vgl. The New Scientist, 28.5.87 S. 29
6 ebd.
7 ebd.
8 The Report of the National Working Party on Health Service Implication of HIV-Infection, Scottish Office, May 1987
9 siehe 5
10 vgl. Economist, 20.6.87, S. 92
11 siehe 5

Kapitel 7

1 vgl. The New Scientist, 29.10.87, S. 33
2 vgl. Economist, 11.4.87, S. 31
3 vgl. Economist, 17.10.87, S. 38–43
4 vgl. 5. Mose 23,17; 1. Könige 14,15, 22; 2. Könige 23,7; 1. Mose 13,13; 1. Mose 19; Römer 1,19–33

Kapitel 8

1 New Scientist, 10.9.1987, S. 27
2 ebd.
3 New Scientist, 29.10.1987, S. 32
4 Charles W. Colson, Who Speaks for God? Crossway Books, West Chester, Illinois, U.S.A.
5 New Scientist, a.a.O. S. 33
6 Trends in Ecology and Evolution, 2 No. 12, 18
7 New Scientist, 17.12.1987, S. 14
8 Science, 18.9.1987, S. 1410
9 New Scientist, 15.10.1987, S. 20
10 New Scientist, 22.10.1987, S. 38
11 New Scientist, 12.11.1987, S. 27
12 Lancet, 1.12.1987, S. 24
13 New Scientist, 3.12.1987, S. 21
14 New Scientist, 26.11.1987, S. 29
15 British Medical Journal, 295, 1987, S. 1486
16 New Scientist, 10.12.1987, S. 21
17 ebd. S. 20
17a «HIV-Infection no threat to public safety» (= HIV-Infektion stellt keine Gefährdung der öffentlichen Sicherheit dar). Interview mit Jonathan Mann, New Scientist, 31.3.88, S. 25
18 New England Journal of Medicine, 317, 1987, S. 1469
19 New Scientist, a.a.O., S. 15, 20 und 21
20 New England Journal of Medicine, 1988, 318, 473–477, John W. Ward et al.
21 Update, Revised Public Health Service definition of persons who should re-

frain from donating blood and plasma, United States MMWR 1985, 34: 547–548
22 Nightingale Sl., From the Food and Drug Administration, JAMA 1987: 257, 1289

Fremdwörterverzeichnis

Abusus	Mißbrauch
Ätiologie	Erklärung der Herkunft eines Geschehens oder Phänomens
Defäkation	Kotentleerung
Demenz	dauernde Geistesschwäche
dezimieren	große Verluste beibringen; stark vermindern
Epidemiologie	medizinische Forschungsrichtung, bei der man sich mit der Entstehung, Verbreitung und Bekämpfung von Krankheiten und Epidemien befaßt
Expression	med. Fachausdruck, Herauspressung
fragil	zart, zerbrechlich
Genom	Der einfache Chromosomensatz einer Zelle, der deren Erbmasse darstellt
Gonorrhöe	Tripper (Geschlechtskrankheit)
Hepatitis	Leberentzündung
heterosexuell	geschlechtlich auf das andere Geschlecht bezogen
Immun-Suppression	Unterdrückung einer immunologischen Reaktion
in vitro	unter künstlichen Bedingungen durchgeführt
in vivo	in der lebenden Zelle beobachtet
Inkontinenz	Unvermögen, Harn oder Kot willkürlich zurückzuhalten
Inkubationszeit	Zeit von der Ansteckung bis zum Ausbruch einer Krankheit

invasiv	in das umgebende Bindegewebe wuchernd, hineinwachsend
irreversibel	nicht rückgängig zu machen
koitus	Geschlechtsverkehr
kolon	Teil des Dickdarms
kontagiös	ansteckend
Lobbying	Beeinflussung von Abgeordneten durch Interessengruppen
neurotrop	auf Nerven wirkend
pandemisch	sich über mehrere Länder ausbreitend
permissiv	die Einhaltung bestimmter Verhaltensnormen nur locker kontrollierend; gewähren lassen
persistieren	bestehenbleiben, fortdauern
Promiskuität	Geschlechtsverkehr mit verschiedenen, häufig wechselnden Partnern, ohne feste Bindung
Propagation	Ausbreitung, Fortpflanzung
Quarantäne	räumliche Absonderung, Isolierung Ansteckungsverdächtiger
replizieren	identisch vermehrende Nachbildung
Retinitis	Netzhautentzündung
rezidivieren	wiederholtes Auftreten (bei Krankheiten)
Safer Sex	sicherer Sexualverkehr
supprimieren	unterdrücken, zurückdrängen
Transzendenz	das Jenseits der Erfahrung Liegende
Vakzination	Schutzimpfung
Virustransfer	Virusübertragung

Stichwortverzeichnis

Weitere Literatur von Prof. A.E. Wilder-Smith:

Inflation: Der Dieb im Haus
factum-Taschenbuch 101, 256 Seiten

Ein Naturwissenschaftler auf der Kanzel
factum-Taschenbuch 102, 176 Seiten

Das Drogenproblem
factum-Taschenbuch 103, 224 Seiten

«Geistesblitze»
factum-Taschenbuch 107, 88 Seiten

Die Erschaffung des Lebens
Taschenbuch, TELOS, 260 Seiten

Gott: Sein oder Nichtsein?
Paperback, TELOS, 142 Seiten

Grundlage zu einer neuen Biologie
Paperback, TELOS, 224 Seiten

Herkunft und Zukunft des Menschen
Taschenbuch, TELOS, 302 Seiten

Ist das ein Gott der Liebe?
Paperback, TELOS, 126 Seiten

Der Mensch im Streß
Taschenbuch, Hänssler, 144 Seiten

Die Demission des wissenschaftlichen Materialismus
Taschenbuch, TELOS, 136 Seiten

Kunst und Wissenschaft der Ehe
Paperback, TELOS, 168 Seiten

Die Naturwissenschaften kennen keine Evolution
Paperback, Schwabe, 144 Seiten

Evolution im Kreuzverhör
Paperback, TELOS, 140 Seiten

Planender Geist gegen planlose Entwicklung
Paperback, Schwabe, 156 Seiten

Der Mensch - ein sprechender Computer?
Taschenbuch, TELOS, 96 Seiten

Terrorismus: Das kriminelle Gehirn
Taschenbuch, Schulte+Gerth, 64 Seiten

Greift der Christ zur Waffe?
Taschenbuch, Schulte und Gerth, 64 Seiten

Christus mit auf der Flucht
(Beate Wilder-Smith), geheftet, Prodromos, 19 Seiten

Die Ehe
geheftet, Prodromos, 48 Seiten

Christ sein: Warum und wie?
geheftet, Prodromos, 19 Seiten

Tauferkenntnis und Liebe zu Jesus Christus
Taschenbuch, Prodromos, 64 Seiten

Allversöhnung - Ausweg oder Irrweg?
Paperback, Prodromos

Literatur in Englisch:

The Causes and Cure of the Drug Epidemic
Paperback, TELOS, 166 Seiten

God: To Be or not to Be
Paperback, TELOS, 118 Seiten

A Basis of a New Biology
Taschenbuch, TELOS, 292 Seiten

Man's Origin, Man's Destiny
Taschenbuch, TELOS, 320 Seiten

The Paradox of Pain
Paperback, TELOS, 134 Seiten

He who thinks has to believe
CLP Publishers, P.O.Box 15666, San Diego, CA 92115, USA

The Day Nazi Germany Died
(Beate Wilder-Smith), CLP Publishers, a.a.O.

The Creation of Life
CLP Publishers, a.a.O.

The Natural Sciences know nothing of Evolution
CLP Publishers, a.a.O.

Why does God allow it?
CLP Publishers, a.a.O.

The Drug Users
Harold Shaw Publishers, Wheaton, Illinois

Literatur in Französisch:

Un Dieu d'amour dans un monde de Souffrance
Paperback, TELOS, 128 Seiten

Literatur in Holländisch (Dutch):

Oorzaak en behandeling van het drugmisbruik
Oosterbaan & Le Cointre BV, Goes, Holland

Wie denkt moet geloven
Buijten & Schipperheijn, Amsterdam, Holland

Grijpt ee christen naar de wapens?
Uitgeverij H. Medema, Postbus 362, 7300 AJ Apeldoorn, Holland

Waarom laat God het toe?
Buijten & Schipperheijn, a.a.O.

Literatur in Norwegisch (Norwegian):

Den som tenker mä tro
(mit Udo Middelmann) Prokla-Media, Oslo, Norway

Naturvitenskap uten Evolusjon
Luther Forlag, Oslo, Norway

Literatur in Rumänisch (Roumanian):

Originea omului, Destinue omului
Hänssler, Neuhausen/Stuttgart

Literatur in Tschechisch (Czech):

Prirodni vedy neznaji zadnou evoluci
Rim krestanska Akademie, Vatican, Rome

Literatur in Finnisch (Finnish):

Ajattelen, siis uskon
Uusi Tie, Helsinki, Finland

Luonnontieteet eivät tunne Evoluutiota
Werner Söderström, Osakeyhtiö, Provoo-Helsinki-Juva, Finland

Diese Bücher können Sie bei Ihrer Buchhandlung beziehen oder direkt bei:
Schwengeler-Verlag, Rosenberg, CH-9442 Berneck
oder ethos-Versandbuchhandlung, Robert-Bosch-Str. 28, D-8990 Lindau